ANATOMIE CHIRURGICALE
HOMALOGRAPHIQUE

OU

DESCRIPTION ET FIGURES
DES PRINCIPALES RÉGIONS DU CORPS HUMAIN

REPRÉSENTÉES DE GRANDEUR NATURELLE

D'APRÈS DES SECTIONS PLANES PRATIQUÉES SUR DES CADAVRES CONGELÉS

COMPRENANT XXV PLANCHES DESSINÉES SUR NATURE

PAR LE DOCTEUR

E. Q. LE GENDRE,

PROSECTEUR DE L'AMPHITHÉATRE D'ANATOMIE DES HÔPITAUX DE PARIS,
LAURÉAT DE L'INSTITUT DE FRANCE (ACADÉMIE DES SCIENCES) ET DE LA FACULTÉ DE MÉDECINE,
ANCIEN INTERNE LAURÉAT DES HÔPITAUX, MEMBRE DE LA SOCIÉTÉ ANATOMIQUE, ETC.

> C'est surtout dans l'anatomie des rapports que des dessins bien faits seraient d'un grand secours. Par un simple coup d'œil, en effet, sur une région exactement représentée, l'esprit saisit, embrasse beaucoup mieux ce qu'il a besoin de savoir qu'à l'aide d'une longue description, et, à défaut de cadavres, je crois que rien ne peut remplacer les planches.
>
> (VELPEAU, *Anat. chirurg.*, 1837.)

PARIS

J.-B. BAILLIÈRE ET FILS,

LIBRAIRES DE L'ACADÉMIE IMPÉRIALE DE MÉDECINE

Rue Hautefeuille, 19.

LONDRES, H. BAILLIÈRE, 219, REGENT-STREET. | **NEW-YORK,** H. BAILLIÈRE, 290, BROADWAY

MADRID, BAILLY-BAILLIÈRE, CALLE DEL PRINCIPE, 11

1858.

A M. SERRES

MEMBRE DE L'INSTITUT,

PROFESSEUR D'ANATOMIE COMPARÉE AU MUSÉUM D'HISTOIRE NATURELLE DE PARIS,

DIRECTEUR DE L'AMPHITHÉATRE D'ANATOMIE DES HOPITAUX,

COMMANDEUR DE LA LÉGION D'HONNEUR, ETC.

A M. DUBOST

SECRÉTAIRE GÉNÉRAL DE L'ADMINISTRATION DE L'ASSISTANCE PUBLIQUE,

CHEVALIER DE LA LÉGION D'HONNEUR, ETC.

En vous dédiant cet ouvrage, résultat de mes recherches à l'amphithéâtre d'anatomie des hôpitaux dont vous êtes les fondateurs, je rends hommage au savant illustre qui m'a dirigé dans mes travaux, et à l'administrateur éclairé dont la bienveillante protection m'a toujours suivi dans ma carrière médicale.

E. LE GENDRE.

ANATOMIE CHIRURGICALE
HOMALOGRAPHIQUE.

INTRODUCTION.

Tous les auteurs qui ont écrit sur l'anatomie ont apporté la plus grande exactitude dans la description des rapports des principaux organes du corps humain, dont il importe beaucoup aux médecins de connaître la situation précise : que ces organes soient isolés ou qu'ils soient réunis dans certaines régions sur lesquelles les chirurgiens sont appelés à pratiquer des opérations. Mais cette méthode d'étudier ainsi l'ensemble des organes d'une région a certainement suivi la description de ces mêmes parties faite d'une manière isolée; aussi voyons-nous cette méthode synthétique s'introduire dans la science seulement à une époque assez rapprochée de nous.

Parmi les anatomistes du siècle dernier, Winslow, Sabatier, Boyer, plaçaient à la suite de l'anatomie descriptive un résumé comprenant la description de tous les organes d'une grande région. Déjà Desault, en suivant cette méthode dans ses leçons, en avait montré toute l'importance pour la pratique de la chirurgie, et avait donné les premières notions de l'anatomie chirurgicale. La première impulsion était donnée : on vit bientôt en France et à l'étranger les anatomistes et les chirurgiens publier des travaux complets sur cette nouvelle branche de l'anatomie.

Cette alliance de l'anatomie et de la chirurgie est une des plus excellentes méthodes pour étudier le corps humain. Mais l'application de cette idée, la description des différentes régions du corps, est traduite par les auteurs avec de nombreuses divergences. Les uns ont décrit couche par couche les organes, à mesure qu'ils se présentaient; les autres ont réuni les parties semblables d'une même région, et ont décrit successivement ses aponévroses, ses muscles, ses vaisseaux et ses nerfs, faisant suivre cet examen des considérations chirurgicales qui s'y rapportaient.

Il manque à cette exposition l'étude de l'ensemble des organes de chaque région, permettant de généraliser leurs rapports. Aussi M. le professeur Velpeau, dans son *Anatomie chirurgicale*, après avoir apprécié ces différentes méthodes et reconnaissant qu'elles ont toutes leurs avantages, admet que, pour rendre cette étude complète, on pourrait y ajouter encore une coupe transversale de chaque région, avec l'énoncé des objets qui s'y présentent à découvert. On comprend alors avec quelle facilité l'esprit saisirait l'ensemble des rapports des différents organes d'une région, et en tirerait des conséquences pratiques pour les opérations.

Desault, le premier, avait émis cette idée pour les membres; Portal l'appliqua aux organes des cavités splanchniques. Plus tard, Chaussier et Béclard avaient posé les bases de l'anatomie chirurgicale sur une connaissance si exacte des rapports de tous les organes d'une région, que l'opérateur, quand il enfonce son instrument à travers ces parties pour en atteindre une en évitant toutes les autres, doit le diriger avec autant de sûreté que si toutes les parties étaient transparentes et qu'il en suivît de l'œil le trajet.

L'importance de cette étude des rapports des organes, proclamée par des anatomistes et des chirurgiens si célèbres, montrait avec quelle exactitude rigoureuse elle devait être faite. Or, si l'on compare entre elles les descriptions des auteurs, on verra combien elles varient pour certaines régions; et cependant toutes ces descriptions faites d'après le cadavre devraient toujours donner les mêmes résultats : cela tient au mode de préparation, ainsi que je le démontrerai plus loin.

J'ai donc entrepris ces recherches sur les simples rapports des organes entre eux, quoiqu'elles ne conduisent pas, peut-être, à des découvertes aussi brillantes que les travaux sur la structure intime de ces mêmes parties dont les anatomistes s'occupent avec un si grand zèle à notre époque; mais parce que je crois que ce travail offrira aux médecins comme aux chirurgiens des renseignements utiles, en leur donnant une description des principales régions du corps humain, faite d'après une représentation exacte de la nature.

Le but de ce travail est donc de donner, avec l'exactitude la plus rigoureuse, les rapports des différents organes étudiés dans leur position normale, en représentant des sections faites dans les principales régions du corps, qui permettent de saisir l'ensemble des organes qu'elles renferment, de généraliser leurs rapports, et laissent voir d'un seul coup d'œil au chirurgien les parties qu'il peut intéresser.

Cette idée de représenter, d'après des sections, les différentes régions chirurgicales, n'est pas nouvelle : elle a été employée de tout temps par les anatomistes pour montrer d'une manière nette l'ensemble de toute une région. C'était principalement pour faire bien saisir la situation respective des organes multiples du bassin ; mais les avantages de cette méthode ont encouragé quelques anatomistes à en faire une étude plus complète et à représenter ainsi un certain nombre de régions du corps.

En France, M. le professeur J. Cloquet, dans son grand ouvrage d'anatomie; M. le professeur Velpeau, Blandin, Bourgery, dans leurs traités d'anatomie chirurgicale, ont reproduit plusieurs de ces coupes.

A l'étranger, Loder, Rosenmüller, Ch. Bell, Froriep, Otto et Kohlrausch, ont représenté des sections de certaines parties du tronc. Huschke a donné, à la fin de son *Traité de splanchnologie*, les coupes transversales du corps faites à diverses hauteurs, sur une petite fille de dix-huit mois.

Mais dans toutes ces planches, destinées à reproduire ces préparations, l'art est venu déranger les rapports naturels des organes. C'est en les séparant par la dissection, en les écartant pour montrer les parties profondément situées, en maintenant fixes, au contraire, celles dont la mobilité est trop grande, que l'anatomiste rétablit une région pour la faire reproduire par le dessin. Il fallait donc trouver un procédé qui permît de rendre les objets, tout en conservant leur forme et leurs rapports naturels.

Déjà Weber et Arnold avaient conseillé, pour l'étude des articulations, d'envelopper ces parties dans du plâtre pour y faire plus facilement des sections sans déranger la situation des surfaces articulaires.

Kohlrausch, pour ses études sur les organes de la cavité pelvienne, mettait macérer le bassin dans de l'alcool concentré, remplissant les cavités naturelles avec du coton imbibé de ce même liquide, et, lorsque les parties étaient convenablement durcies, il pratiquait la section du bassin. Ses planches offrent une assez grande exactitude (*Anatomie der Beckenorgane*, 1854).

M. le docteur Jarjavay, dans son bel ouvrage sur l'urèthre de l'homme, dit avoir employé avec avantage le procédé suivant, préconisé par M. le professeur Cruveilhier pour l'étude des nerfs et des muscles peauciers. En plongeant le bassin entier dans un mélange d'eau et d'acide azotique, on donne aux parties molles assez de consistance et aux os une mollesse qui rendent plus facile la section de cette région avec la scie.

Ces moyens sont encore insuffisants pour donner aux organes toute la fixité nécessaire pour ne pas déranger leurs rapports dans la préparation. C'est en faisant congeler des cadavres que l'on peut conserver aux organes leurs rapports respectifs, leurs formes exactes, et cette préparation permet de pratiquer des sections dans les principales régions du corps et à des points parfaitement déterminés. L'examen de ces coupes planes donne l'appréciation la plus rigoureuse de la situation et des rapports des organes, de leur forme, et des distances que les instruments ont à franchir dans les opérations.

Ce procédé pour étudier ainsi l'anatomie chirurgicale a dû se présenter à l'esprit des anatomistes lorsque, pendant l'hiver, le froid devient assez intense pour congeler les cadavres. C'est en effet pendant le rude hiver de 1854, qu'ayant fait par hasard quelques coupes sur un cadavre congelé, je fus frappé de la netteté de ces préparations et des avantages qu'on pouvait en retirer.

Déjà M. le professeur Serres avait employé ce procédé dans ses *Recherches sur le cerveau*, couronnées par l'Institut en 1820; plus tard M. Manec, aujourd'hui chirurgien de la Charité, l'avait appliqué à d'autres régions du corps. En 1836, MM. les docteurs Giraldès et Estevenet, prosecteurs de l'amphithéâtre des hôpitaux, avaient fait un assez grand nombre de ces préparations. M. Estevenet devait joindre les dessins de la région du périnée ainsi reproduite à une traduction de l'ouvrage de Morton ; ces travaux n'ont pas été publiés.

C'est à l'étranger que cette idée a été mise à exécution. Un chirurgien russe, justement célèbre par ses nombreux travaux, Pirogoff, donna dans un magnifique ouvrage d'anatomie plusieurs planches représentant des coupes faites sur des cadavres congelés, principalement au niveau des articulations (*Angewandte Anatomie des menschlichen Korpers*, 1838-1840). Ce fut en 1852 qu'il publia un grand ouvrage où ce mode de préparation fut exclusivement employé pour représenter les principales régions du corps avec les organes dans leur position normale (*Anatomia topographica, sectionibus per corpus humanum congelatum triplici directioni ductis illustrata*). Les premières livraisons de cet ouvrage ont été présentées à l'Institut par M. le professeur Flourens, en septembre 1853 ; cet ouvrage est encore aujourd'hui en cours de publication.

J'ai donc cherché, à mon tour, à représenter seulement l'anatomie chirurgicale en faisant des sections sur des cadavres congelés ; ce travail, aussi complet que possible, puisqu'il comprend toutes les principales régions du corps humain, a été fait pendant les deux hivers de 1854 et 1855, et, en mars 1856, j'ai présenté à l'Académie des sciences l'ensemble de ces dessins.

A la même époque, M. le docteur Jarjavay, chef des travaux anatomiques et professeur agrégé à la Faculté de médecine, employait ce même procédé de congélation pour étudier la direction du canal de l'urèthre, et il a consigné les résultats de ses recherches dans le beau travail qu'il a publié sur l'urèthre en juin 1856.

Le professeur Henle (de Gœttingue), dans sa nouvelle Anatomie, qui ne comprend encore que l'ostéologie et l'arthrologie, a employé ce moyen pour faire représenter les articulations dans leur situation et dans leurs rapports normaux (*Handbuch der systematischen Anatomie des Menschen*, 1856).

Enfin le professeur Luschka s'est attaché, dans son grand travail sur les organes thoraciques, à reproduire avec la plus grande exactitude leurs rapports, et, pour arriver à ce but, il s'est aussi servi de ce genre de préparation (*Die Brustorgane des Menschen in ihrer Lage*, Tubingue, 1857).

Comme on le voit, cette nouvelle méthode d'étudier l'anatomie chirurgicale semble avoir pris rang aujourd'hui dans la science, à cause de l'intérêt si pratique qu'elle présente.

Si les planches annexées à mon travail offrent une certaine originalité, et peuvent, à un examen superficiel, présenter quelque difficulté dans l'étude, je crois qu'après une étude attentive, on sera frappé de la vérité de ces figures et de leur exactitude, car elles n'offrent pas ces formes conventionnelles que l'on emploie ordinairement pour représenter chaque organe.

On comprend que cette manière de présenter l'anatomie chirurgicale a dû offrir des divergences avec les faits donnés par les auteurs; aussi dois-je répondre ici aux objections qui pourraient être faites contre cette méthode de préparation, pour en faire ressortir ensuite toute la valeur.

La première objection qui se présente est celle qui est tirée de l'action du froid sur nos tissus. Cet agent tend à les resserrer; la congélation devra les contracter tellement, que les parties acquerront un volume plus petit que dans l'état normal. Cette observation offre une assez grande vraisemblance lorsqu'on examine quelques-unes des planches qui semblent en effet plus petites que la nature, pour le thorax par exemple. On peut répondre à cette objection en analysant le phénomène de la congélation dans nos tissus composés d'éléments solides et d'eau répartie dans tous les interstices de ces éléments. Or, on sait que la congélation de ce liquide le fait augmenter de volume; il tendra donc à écarter les mailles dans lesquelles il est renfermé, et à augmenter le volume des organes; d'autre part, la rétraction que les tissus auront déjà subie par l'influence du froid les ayant fait diminuer, il en résultera une très légère différence dans la diminution de la masse d'un organe congelé: il est très facile de faire cette observation.

Pour m'assurer de la valeur de ce fait, j'ai fait des expériences en prenant la mesure d'un certain nombre de cadavres du même âge, au niveau des mêmes régions, et je les ai comparés avec ceux qui avaient subi la congélation. Je vais citer quelques exemples. La *planche V*, qui représente une coupe horizontale du thorax, au niveau des mamelles, sur une femme d'environ trente-cinq ans, paraît certainement plus petite que nature; le diamètre antéro-postérieur du sternum à la colonne vertébrale mesure, avec les téguments, 16 cent. 2 mill.; le diamètre transverse, pris derrière les mamelles, offre 25 cent. En prenant ces mêmes mesures sur des cadavres de femmes de vingt à trente ans, n'ayant pas subi la congélation, j'ai trouvé, pour le diamètre antéro-postérieur, 17 cent., et pour le diamètre transverse, 21 cent., 22 et 24 cent. 6 mill. La *planche XIII* représente deux sections antéro-postérieures du périnée faites sur la ligne médiane, l'une chez un homme de vingt-cinq ans, l'autre chez un homme de quarante ans : la distance qui sépare le pubis du sommet du sacrum est de 17 cent. et demi et de 17 cent. Cette même mesure, prise sur deux sujets de trente à trente-cinq ans non congelés, a donné 16 cent. 8 mill. et 17 cent. 5 mill. Enfin, chez la femme, cette même distance qui sépare le pubis du sommet du sacrum est de 17 cent. sur la *planche XVII*, d'après une femme de vingt ans; ce diamètre, sur un sujet du même âge qui n'avait pas subi la congélation, n'était que de 13 cent. 8 mill.

Il n'y a donc pas, par suite de la congélation, une diminution dans le volume des parties qui puisse entacher d'erreur les mesures que l'on prendrait sur ces planches. Et de plus, toutes les fois que l'on examine une région entourée d'une ceinture osseuse, il n'y a pas là de diminution possible dans les diamètres : on voit, en effet, tous les organes intérieurs accolés aux parois et juxtaposés les uns aux autres, sans qu'aucun vide vienne indiquer une rétraction manifeste dans leurs tissus; et cependant les planches qui représentent le bassin chez la femme paraissent plus petites que nature.

Il y a certaines régions où les dimensions sont certainement diminuées. Ainsi j'admets parfaitement que le thorax présente un diamètre vertical plus petit que sur le vivant; mais cet effet est entièrement dû à l'état cadavérique. A la suite de la dernière expiration, le resserrement des parois thoraciques, l'élévation du diaphragme, soit par suite de la rigidité du muscle, soit par la distension des gaz intestinaux qui le refoulent en haut, tous ces effets tendent à diminuer la capacité de la cavité thoracique. Aussi il est impossible de conclure rigoureusement de la position des organes de cette région, telle qu'on la trouve sur le cadavre, à celle qui existe sur le vivant. Il faut donc tenir compte de cette différence pour l'auscultation et la percussion;

et comme la plupart des observations se rapportent toujours à l'examen cadavérique, nous voulions seulement prouver que le mode de préparation par la congélation n'avait pas apporté de nouvelles modifications dans les rapports des organes.

Toutes mes préparations ont été faites le sujet étant couché dans la position horizontale. C'est en général la situation dans laquelle on examine les organes; c'est celle que l'on donne aux malades pour les opérations, et, de plus, je ne pense pas que cette position produise sur le cadavre un déplacement qui viendrait changer les rapports normaux des organes entre eux. Je prendrai comme exemple la région du périnée. Si l'on consulte les *planches XIII, XIV, XVII, XIX*, on verra que la vessie, qui est un organe essentiellement mobile, n'a pas été entraînée par le poids du liquide qu'elle renfermait, et qu'elle est restée appliquée contre la paroi abdominale et le pubis. L'utérus, qui, dans les *planches X, XVIII* et *XIX*, offre une antéflexion prononcée, n'a pas été modifié dans sa position par cette situation horizontale.

Pour avoir un terme bien exact de comparaison, il aurait fallu représenter toujours le même type, homme ou femme, du même âge, de la même taille, avec un développement égal. On comprend qu'il était impossible d'arriver à ce résultat, et pour certaines régions j'ai choisi au contraire des âges et des états physiologiques différents, pour faire ressortir les changements qui surviennent alors dans les rapports des organes. Ainsi, le périnée de la femme devait être étudié chez la jeune fille et chez la femme adulte ayant eu des enfants ou quelque temps après l'accouchement. Chez l'homme, cette même région offrait aussi, sous l'influence de l'âge, des modifications intéressantes à comparer pour le chirurgien, et que j'ai représentées dans les *planches XII, XIII, XIV* et *XV*.

On aurait pu multiplier ces coupes et partager chaque région en un grand nombre de segments; on aurait retrouvé ainsi les mêmes organes, ayant à peu près les mêmes rapports. J'ai préféré représenter les régions naturelles au moyen de sections faites dans certaines limites déjà connues des chirurgiens : ainsi la coupe verticale et médiane de la tête, les coupes antéro-postérieures du périnée, les sections horizontales des membres et du tronc, etc., afin qu'on pût juger de leur exactitude en les comparant avec celles qui ont été représentées dans les auteurs. Pour les cavités qui renferment des organes importants à limiter au point de vue de la percussion et de l'auscultation, j'ai pratiqué la section suivant la direction de ces principaux organes.

Après avoir répondu aux principales objections qui peuvent être faites contre cette nouvelle méthode de représenter l'anatomie chirurgicale, je devrais en faire ressortir les plus grands avantages. C'est surtout dans le chapitre suivant, où je passe en revue les principales régions, que l'on pourra apprécier cette méthode en comparant les faits qui y sont décrits avec ceux des auteurs, et j'ai déjà assez insisté sur la valeur du procédé de préparation.

La disposition des régions sous forme de plans permet d'embrasser d'un seul coup d'œil l'ensemble des organes dans leurs rapports les plus exacts et dans un espace parfaitement limité. Aucune dissection ne vient isoler les organes, les déranger, pour les replacer ensuite les uns contre les autres presque au contact, disposition qui n'existe pas dans la nature, où ils sont toujours entourés d'une atmosphère celluleuse.

Dans les traités les plus modernes d'anatomie chirurgicale où l'on a représenté des sections horizontales des membres, par exemple, du cou, etc., on montre les muscles enveloppés par une gaîne aponévrotique parfaitement isolée, comme le produit une dissection habile qui enlève tout le tissu cellulaire qui existe entre les feuillets aponévrotiques. C'est précisément la connaissance de la disposition de ce tissu cellulaire intermédiaire aux organes qui intéresse le chirurgien ; c'est dans ces espaces que se développent les tumeurs, les abcès, et il lui importe de bien connaître leur siége précis, leur profondeur et leurs connexions avec les parties voisines, pour juger de la marche qu'ils peuvent suivre.

J'attache la plus grande importance à la représentation d'une région chirurgicale avec sa grandeur naturelle. L'opérateur peut alors, sans aucun travail d'esprit, en jetant un coup d'œil sur la planche, juger de l'étendue des parties qu'il aura à traverser, voir les rapports des organes qu'il aura à ménager; en un mot, étudier les différents temps d'une opération, comme s'il avait sous les yeux une région préparée sur le cadavre.

Je crois que les faits que j'ai présentés sont l'expression exacte de la vérité, puisqu'ils sont décrits sur la nature sans aucune préparation. C'est à cette exactitude que je dois les encouragements que j'ai reçus de mes maîtres et des professeurs auxquels j'ai montré ce travail.

Ainsi, M. le professeur Denonvilliers, dans son cours d'anatomie chirurgicale, a fait connaître les recherches que j'avais faites sur la disposition du péritoine autour de l'utérus et du vagin.

M. le professeur Nélaton, dans une de ses leçons cliniques, a montré à ses nombreux élèves les planches de la région du périnée chez l'homme, comme donnant une idée exacte de l'épaisseur des parties que le chirurgien traverse dans les opérations qu'il pratique sur cette région. Il a surtout insisté sur la situation de la prostate, au point de vue de l'opération de la taille par la méthode prérectale qu'il a récemment inventée.

A ces noms je joindrai ceux des membres célèbres de l'Académie des sciences qui composent la commission des prix de médecine et de chirurgie : MM. Serres, Rayer, Velpeau, Andral, Cl. Bernard, Jobert (de Lamballe), Duméril, Flourens, Chevreul, Jules Cloquet, qui, dans ce concours, ont jugé ce travail digne d'un encouragement, qui m'a été décerné dans la séance publique du 2 février 1857.

Il me reste maintenant à indiquer sommairement les procédés que j'ai employés pour représenter ces planches.

Les cadavres destinés à ces préparations étaient injectés d'abord en rouge par les artères, en noir par les veines, afin de faire reconnaître ces différents vaisseaux dans la coupe; puis le corps était placé pendant deux jours dans une caisse longue remplie d'un mélange de neige ou de glace pilée et de sel marin. Ce mélange était renouvelé le lendemain, car il faut un froid de 12 à 15 degrés au-dessous de 0, ainsi prolongé, pour obtenir la congélation complète des organes des cavités splanchniques. Les tissus ainsi congelés acquièrent la consistance du bois, les organes restent fixés dans leur situation normale, il n'y a plus qu'à choisir les régions que l'on veut préparer.

Lorsque les limites d'une région sont bien fixées, on pratique avec un aide, au moyen d'une scie à deux poignées, et à lame très-large pour qu'elle ne dévie pas, la section de la région dans le sens le plus favorable à sa démonstration complète. Cette section s'opère de la manière la plus nette, sans faire éprouver le moindre déplacement aux parties profondes et aux organes creux qui présentent des parois minces. La section étant terminée, on nettoie par le grattage, et même en lavant, la surface de la coupe sur laquelle la scie a laissé un enduit opaque, et il ne reste plus qu'à prendre le dessin de la préparation.

Ces différentes opérations doivent être faites lorsque la température extérieure est à quelques degrés au-dessous de 0, afin que la préparation ne se dégèle pas trop vite et qu'elle conserve une consistance assez grande pour que l'on puisse en prendre facilement le dessin. Je crois que le procédé que j'ai employé pour reproduire ces coupes est le plus simple et le plus exact. Il consiste à recouvrir la préparation d'une feuille de papier très fin, celui que l'on désigne sous le nom de papier végétal, préalablement verni des deux côtés; cet enduit lui donne une transparence presque égale à celle du verre. On dessine alors avec une pointe, sur ce papier verni, les contours de toutes les parties que l'on aperçoit à travers ce transparent. Lorsque ce premier dessin est obtenu, on le transporte sur un papier blanc, et on note par quelques coups de pinceau les teintes des différents organes. Enfin, il faut laisser la préparation dégeler un peu, afin de noter avec le plus grand soin les replis de certaines membranes minces qui, appliquées trop exactement contre les parois des organes, n'en étaient pas distinctes.

Ce procédé de reproduction est plus facile que celui que Pirogoff a employé : il consistait à placer sur la préparation un verre dont la surface était divisée en carrés, puis à dessiner sur un papier, divisé en carrés de même dimension, l'image que l'on voyait à travers le verre.

L'emploi du diagraphe, dont M. Jarjavay s'est servi pour ses recherches sur l'urèthre, n'offre pas encore une aussi grande exactitude que ce procédé si simple de décalquer l'image de la préparation que l'on vient de faire.

Je ne parle pas ici de la reproduction par la photographie : les quelques essais que j'en ai faits m'ont offert de trop grandes difficultés, la couleur des muscles, de la graisse, ne pouvant donner une image nette. Et, de plus, ce qui s'oppose encore à cette reproduction, c'est qu'on ne peut avoir d'une manière exacte une image ayant la même grandeur que la région que l'on veut représenter.

Enfin, il est un certain ordre de préparations que j'appellerai les types originaux, et qui consiste dans la conservation de ces mêmes coupes qui ont servi aux dessins, taillées en lames assez minces pour que l'on puisse les placer, imprégnées d'un peu de liquide conservateur, entre deux lames de verre, comme cela se pratique pour les préparations microscopiques. Ces pièces se préparent facilement, les parties congelées ayant une résistance qui permet de les scier en lamelles qui ont seulement un demi-centimètre d'épaisseur; ces coupes peuvent alors se conserver indéfiniment, et la couleur rouge des muscles qui persiste, permet de bien voir les gaînes aponévrotiques qui les entourent.

Non-seulement on peut comparer ces pièces naturelles, au point de vue de l'exactitude, avec les dessins qui les représentent, mais encore on peut, dans une même région, pratiquer un certain nombre de sections parallèles, à une petite distance les unes des autres, pour étudier ainsi l'ensemble de toute la région. On comprend que ce genre de préparation ne permette de conserver ainsi que des régions d'une petite dimension.

J'ai déposé au musée des hôpitaux des préparations ainsi conservées des membres supérieur et inférieur, et du cou. Mon collègue et ami M. le docteur Bastien a préparé de cette manière toute la région sous-hyoïdienne par coupes horizontales à un centimètre de distance les unes des autres.

Il est facile de répéter ce procédé de préparation, et chacun pourra vérifier les faits que j'ai observés, ou faire de nouvelles recherches en multipliant les sections et en les pratiquant sur des régions différentes.

La description qui sera faite avec chaque préparation sera très concise; il m'était impossible de donner une description détaillée de tous les organes que renferme chaque planche. La situation, le volume, les rapports que ces organes affectent entre eux, sont décrits avec détail dans tous les traités d'anatomie descriptive; j'ai dû me borner à les signaler.

En faisant ressortir les points les plus importants que présente chaque région, je ne pouvais m'étendre sur les considérations chirurgicales qui découlent de cet examen, elles sont trop bien exposées dans tous les traités d'anatomie chirurgicale. Aussi, ne pouvant indiquer que les faits généraux, je laisse à l'observateur le soin d'étudier les indications spéciales que peut lui fournir l'examen de chaque région, pour en tirer des conclusions pratiques au point de vue des opérations chirurgicales.

Il était inutile de citer toutes les opinions divergentes de chaque auteur sur les rapports des organes entre eux, si ces planches sont la représentation exacte de la nature. En les comparant entre elles, on verra qu'elles présentent aussi des différences en rapport avec l'âge, le sexe des sujets, différences dont j'ai signalé les causes nombreuses.

J'ai envisagé, comme on le voit, l'anatomie chirurgicale au point de vue topographique, et le nom d'*Anatomie chirurgicale homalographique* que j'ai donné à cet ouvrage, n'implique pas ici la forme géométrique particulière que l'on a employée pour représenter, par exemple, certaines cartes géographiques. J'ai choisi ce nom seulement pour désigner un dessin tout à fait plan représentant la section d'une région, et pour caractériser cette nouvelle méthode de représenter l'anatomie chirurgicale.

DE

L'ANATOMIE CHIRURGICALE

CONSIDÉRÉE

DANS SES RÉGIONS NATURELLES.

L'examen général des grandes régions naturelles du corps humain me permettra d'indiquer ici, en les passant rapidement en revue, les faits qui paraissent surtout se présenter avec une très grande clarté dans ces planches, et ceux qui m'ont offert quelque divergence avec les observations qui ont été admises par les auteurs. Parmi ces faits, quelques-uns peuvent être considérés comme nouveaux, ou mieux comme le résultat d'une observation plus exacte de la nature.

RÉGION DE LA TÊTE.

La disposition des os qui environnent les différentes cavités de la tête permet de pratiquer facilement des sections dans ses diverses régions. La coupe verticale antéro-postérieure a surtout été choisie par les auteurs pour montrer l'ensemble des rapports de la plupart des organes crâniens. La plus exacte de toutes ces préparations est celle qui a été représentée par Sœmmerring dans ses *Icones organorum humanorum;* elle n'offre, avec les planches des autres auteurs qui représentent la même région, que de légères divergences dans la disposition des parties molles, ainsi qu'on peut le voir dans ma *planche II.*

Je noterai seulement la longueur de la portion molle du voile du palais, son épaisseur considérable au point de vue des opérations de staphyloraphie; sa situation rapprochée de la paroi antérieure du pharynx, qui permet l'occlusion de l'arrière cavité des fosses nasales par un très léger mouvement d'élévation de cet organe. Cette dsiposition du voile du palais donne à la partie supérieure du pharynx la forme d'une ampoule en rapport avec les fosses nasales, tandis que sa partie inférieure est en rapport avec la cavité buccale. Au lieu d'être accolée contre les vertèbres, comme on la représente toujours, cette paroi du pharynx offre dans cette région supérieure une couche épaisse de glandules muqueuses reposant sur un tissu cellulaire abondant qui recouvre l'aponévrose prévertébrale. L'inflammation qui se développe dans ces tissus peut, dans quelques cas, rendre difficile l'exploration des parties plus profondément situées.

RÉGION DU COU.

La section verticale et médiane que représente la *planche II* nous donne les principaux rapports du larynx, de la trachée et de l'œsophage. Pour ce dernier conduit, on peut apprécier le point précis où il commence, le pharynx présentant des parois maintenues écartées l'une de l'autre par leurs attaches, tandis que celles de l'œsophage sont appliquées l'une contre l'autre, comme cela s'observe dans tous les conduits musculo-membraneux. Enfin, on peut mesurer la distance qui sépare l'épiglotte, et les ouvertures supérieures du larynx et de l'œsophage de celle de la bouche, au point de vue de l'introduction des instruments dans ces parties. L'incurvation de la colonne vertébrale et surtout la direction de plus en plus profonde de l'extrémité inférieure de la trachée, est une cause de la difficulté de l'opération de la trachéotomie lorsque l'incision est faite sur les anneaux inférieurs.

Mais c'est surtout la section horizontale du cou, dans la *planche III*, qui montre de la manière la plus nette l'ensemble de cette région; elle fait comprendre la disposition des aponévroses, que les descriptions toujours différentes qu'en ont faites les auteurs ont rendue si complexe.

Si l'on fait abstraction des attaches supérieures et inférieures des différents feuillets aponévrotiques, voici comment ils se comportent quand on les examine vers la région moyenne du cou. Deux cercles aponévrotiques, formant une infinité de loges, enveloppent, le premier, les muscles et les organes situés autour du larynx et de la trachée; le second, les muscles qui entourent la colonne vertébrale; enfin, un grand cercle aponévrotique superficiel enveloppe à son tour toute la région cervicale et protége les gros troncs vasculaires. Pour rappeler cette disposition anatomique, on peut donner à ces trois surtouts aponévrotiques les noms d'*aponévrose trachélienne*, *aponévrose vertébrale* et *aponévrose cervicale.*

Nous avons considéré la disposition générale des aponévroses du cou et non la succession des lames aponévrotiques qui se présentent de la superficie vers les régions profondes; nous allons comparer maintenant cette disposition à celle qui est admise par la plupart des auteurs.

L'aponévrose cervicale est formée par les feuillets aponévrotiques qui enveloppent les muscles peaucier et sterno-mastoïdien, et qui réunissent ce dernier, en avant, aux petits muscles trachéaux; en arrière, au muscle trapèze. Elle comprend alors le fascia superficiel et l'aponévrose cervicale antérieure des auteurs.

L'aponévrose trachélienne, formée à la fois par les feuillets aponévrotiques qui enveloppent les petits muscles péri-trachéaux, les muscles du pharynx et la trachée-artère, représente l'aponévrose moyenne du cou pour les aponévroses musculaires, et l'aponévrose cervicale profonde pour celle qui enveloppe les organes trachéaux.

Enfin, notre aponévrose vertébrale serait formée en avant par l'aponévrose prévertébrale des auteurs; en arrière elle se confondrait en partie avec l'aponévrose cervicale superficielle.

Cette disposition anatomique offre un véritable intérêt chirurgical lorsque l'on considère les loges celluleuses qui sont circonscrites par ces aponévroses. J'indiquerai la principale qui est située au-dessous de l'aponévrose cervicale, et qui renferme tous les gros vaisseaux de la région du cou, les nerfs et les ganglions lymphatiques. Ces organes sont situés au milieu d'un tissu cellulaire plus ou moins dense, mais je rejette cette opinion qui entoure les vaisseaux d'une aponévrose qui va les fixer aux apophyses transverses des vertèbres cervicales. On peut pénétrer dans cette grande loge celluleuse, en avant ou en arrière du muscle sterno-mastoïdien, là où elle est recouverte seulement par l'aponévrose cervicale; on voit alors qu'elle se prolonge derrière le larynx et la trachée et qu'elle isole ces conduits de la colonne vertébrale.

Le rapport qu'affectent les gros vaisseaux de cette région avec le muscle sterno-mastoïdien, est bien celui qui est indiqué en médecine opératoire au point de vue de leur ligature. Ce muscle les recouvre complétement sur les côtés; mais je crois que l'on a trop exagéré en faisant aussi passer le bord antérieur du muscle au-devant de l'artère carotide primitive, ce qui tient peut-être à ce que l'on fait l'incision toujours trop en dehors de ce point de repère. J'ai déjà indiqué la forme que présentent les ouvertures du pharynx et de l'œsophage, dont les parois sont appliquées l'une contre l'autre; cette disposition est ici de la dernière évidence.

Lorsqu'on examine avec une grande attention les deux coupes transversales de la *planche III*, on reconnaît une légère différence entre le côté droit et le côté gauche: ce dernier est un peu moins développé, et le muscle sterno-mastoïdien du côté droit est plus volumineux dans ces deux figures. C'est la démonstration d'un fait physiologique qui a été étudié par mon collègue à l'amphithéâtre des hôpitaux, M. le docteur Béraud. Dans son *Traité de physiologie*, cet observateur a montré qu'il y avait un certain antagonisme entre l'inclinaison de la colonne cervicale et de la tête, avec le plus grand développement des muscles du côté droit destinés à contre-balancer l'effet de cette inclinaison. Nous retrouverons ce plus grand développement du côté droit du corps dans les régions du thorax et de l'abdomen.

RÉGION DU THORAX.

Les nombreux organes que présente cette région si intéressante pour le médecin, au point de vue de l'auscultation et de la percussion, doivent être étudiés avec leurs rapports les plus exacts.

Les auteurs, en donnant les diamètres de la poitrine, ont toujours pris leur mesure à l'extérieur : ce n'est donc que d'une manière approximative que l'on peut apprécier ainsi la capacité de cette cavité. En effet, les muscles qui l'environnent, l'omoplate dans la région supérieure, donnent lieu à des variations indépendantes des organes intérieurs; si l'on prend la mesure à la base de la poitrine, au niveau de l'appendice xiphoïde, on n'a pas encore une relation exacte, le poumon descendant plus bas. Les *planches IV*, *V*, *VI* et *VII* répondent à cette objection et permettent d'apprécier seulement la capacité de la cavité thoracique.

Sur le cadavre revêtu de ses parties molles, le thorax représente un cône tronqué à sommet inférieur, tandis que la cavité thoracique, limitée par les côtes, donne la figure d'un cône tronqué à sommet supérieur. Quelle est la limite inférieure de cette cavité? Doit-on comprendre tout l'espace occupé par les replis de la plèvre, ou seulement l'étendue occupée par le poumon? Je crois que l'on peut admettre comme limite le point où se termine ce dernier organe; la paroi inférieure du thorax est donc sujette à quelques variations qui dépendent des phénomènes d'inspiration et d'expiration.

Les deux côtés de cette cavité n'offrent pas une parfaite symétrie, le côté droit étant plus développé. M. le docteur Voillez avait déjà observé un assez grand nombre de fois ce fait sans maladie des organes thoraciques, et il l'a rapporté dans sa thèse inaugurale; cependant la plupart des auteurs décrivent le thorax comme parfaitement symétrique; les *planches IV* et *V* montrent clairement l'opposé de cette disposition que nous retrouvons également à l'abdomen.

Je ferai remarquer l'obliquité des côtes supérieures qui circonscrivent le thorax : cette direction, sur laquelle on a peu insisté, est cependant représentée avec exactitude dans les figures de Sibson, Hutchinson et Pirogoff. Il en résulte que sur une coupe verticale d'une moitié du thorax, le sommet de cette cavité correspond alors au premier espace intercostal; tandis que sur une coupe verticale transverse, il répond au sommet du poumon qui déborde la première côte (voy. les *planches IV* et *VI*). Une plaie qui traverserait horizontalement la poitrine intéresserait à la même hauteur des espaces intercostaux bien différents. Ainsi la section horizontale que représente la *planche V* traverse en avant le cartilage de la quatrième côte, et atteint en arrière la neuvième côte. Il résulte de cette obliquité générale des arcs costaux, que les espaces intercostaux vont en diminuant de haut en bas à la région antérieure, tandis que la disposition est inverse à la région postérieure, le poumon étant dans l'état d'expiration (voy. les *planches VI* et *VII*).

La situation et les rapports des poumons ont été bien décrits. Dans le point où existe le médiastin antérieur, il est exact de dire que le poumon descend plus bas en arrière qu'en avant; mais sur les régions latérales le niveau est le même, comme on le voit sur les *planches IV* et *VI*. On n'a pas tenu assez compte de l'obliquité extrême des deux dernières côtes d'arrière en avant et de haut en bas. Il résulte de cette disposition que sur une coupe horizontale on trouve une très-légère différence entre ces deux niveaux. Il est donc moins important, dans l'opération de l'empyème, de se reporter tout à fait à la région postérieure pour ouvrir les espaces intercostaux; la région latérale est la plus favorable, et la présence du foie ne fait pas remonter l'épanchement plus haut du côté droit, puisque cet organe se prolonge souvent du côté opposé et se met en rapport avec la base du poumon gauche (*planches IV* et *VI*).

Si le cœur affecte une position plus fixe que celle du poumon, on ne peut apprécier exactement son volume sur le cadavre, où il est vide de sang. Dans mes préparations, j'ai essayé de reproduire son état de plénitude en distendant les cavités au moyen d'une injection, ce qui permet d'observer les rapports de cet organe tels qu'ils existent pendant la vie. Dans cet état de distension, le ventricule gauche peut remonter jusques au-dessus de la troisième côte en même temps il vient s'appliquer contre les parois thoraciques (*planche VI*). Ces derniers rapports du cœur avec la paroi thoracique et avec le péricarde, l'épaisseur des parties molles qui les recouvrent, sont bien indiqués dans les *planches IV*, *V* et *VI*. Au point de vue de l'auscultation et de la percussion, les sections qu'elles représentent ont été faites suivant les lignes tracées par M. le professeur Piorry dans son atlas de plessimétrisme. Elles doivent aussi être consultées pour la connaissance exacte de la direction et de la profondeur des plaies du cœur. Ces derniers rapports ont été décrits avec une très-grande exactitude dans la thèse de concours de mon confrère et ami M. le docteur Jamain (*Des plaies du cœur*, 1857).

La plèvre enveloppe tous ces organes. La *planche V*, qui donne la représentation classique du trajet de cette membrane, montre le peu d'espace occupé par les médiastins, tandis que le cœur mesure presque tout le diamètre antéro-postérieur de la cavité thoracique. Je ferai remarquer aussi que les culs-de-sac inférieurs de la plèvre, soit sur une section verticale et latérale, soit sur une section antéro-postérieure (*planches IV* et *VII*), descendent au même niveau, quoique dans cette dernière figure le repli antérieur corresponde à la huitième côte et le repli postérieur à la onzième.

RÉGION DE L'ABDOMEN.

Je ne pouvais représenter toutes les parties de cette grande cavité remplie par la masse intestinale; j'ai choisi les régions supérieure et postérieure à cause des organes importants qu'elles renferment.

Il est impossible de limiter l'abdomen du bord inférieur de la dernière fausse côte à la crête iliaque; sa paroi supérieure est formée par le diaphragme, et sur les côtés la cavité abdominale est protégée par les dernières côtes dans toute l'étendue qui n'est pas occupée par le poumon. Dans la *planche IX*, où la section a été faite horizontalement au niveau de l'appendice xiphoïde, je trouve comme limite antérieure les cartilages des sixième et septième côtes. Le diaphragme qui sépare les cavités thoracique et abdominale forme une limite sujette à varier suivant l'état de distension plus ou moins grand du poumon. En jetant un coup d'œil sur les *planches IV*, *VI*, *VII*, *VIII* et *IX*, on peut voir les différences qu'il présente dans ses rapports, quoique le poumon soit toujours dans un état d'expiration complète. Ce fait est important au point de vue de la connaissance de la pénétration des plaies qui ont lieu sur la limite des régions thoracique et abdominale, et l'on ne peut fixer de point précis où un instrument traverserait toujours à la fois ces deux cavités. Ainsi, dans la *planche IX*, une plaie pénétrant en avant, au niveau de l'appendice xiphoïde et des cartilages de la sixième et de la septième côte, traverserait seulement l'abdomen; tandis que dans la *planche VII*, la plaie faite à ce même niveau intéresserait le poumon avant d'arriver à la cavité abdominale. Pour expliquer ces faits, il faut tenir compte de la forme générale du muscle. C'est au niveau des régions latérales du thorax que le poumon descend le plus bas dans le cul-de-sac que forme la plèvre entre le diaphragme et les côtes. Cette disposition est en rapport avec l'incurvation de ces os; dont les deux extrémités occupent un point plus élevé.

Le développement plus considérable du côté droit du corps se retrouve dans cette région, comme le montre l'examen des *planches VIII* et *IX*; on a invoqué cette disposition comme favorisant la formation plus fréquente des hernies de ce côté, par suite de la pression qu'éprouvent les viscères réunis en masse plus considérable. Enfin, je n'ai rien à noter sur la situation des organes splanchniques, tels que le foie, l'estomac, la rate, les reins et les gros vaisseaux; il suffisait de donner une description exacte de leurs rapports.

RÉGION DU BASSIN.

Les organes principaux de la cavité pelvienne se retrouvent dans les préparations nombreuses que j'ai faites de la région du périnée; je renvoie donc à la description de cette dernière région pour tout ce qui a rapport à l'étude des organes pelviens.

RÉGION DU PÉRINÉE.

J'ai consacré un assez grand nombre de planches à l'exposition de cette région si importante au point de vue des opérations que l'on pratique sur l'urèthre, la vessie, l'utérus et le rectum. C'est ici surtout que le procédé de préparation par la congélation permet de conserver, sans aucun déplacement, la direction naturelle de certains conduits dont les parois minces se dévient avec la plus grande facilité dans la dissection, comme le rectum, l'urèthre. Mais d'un autre côté, certaines aponévroses sont tellement minces, qu'il est impossible de les noter dans une coupe semblable où il n'y a pas de dissection. J'étudierai successivement les organes principaux de cette région chez l'homme et chez la femme.

Si le périnée de l'homme a été le sujet de nombreux travaux, on peut dire aussi que les opinions les plus divergentes ont été émises sur les rapports de ses organes. Je citerai comme exemple cette question de la mesure du canal de l'urèthre, qui a été élucidée par M. le professeur Malgaigne dans son *Anatomie chirurgicale*.

On a divisé l'urèthre en région pénienne et région périnéale; ou bien encore en portion pénienne, portion sous-pubienne recouverte par le scrotum, portion musculeuse et portion prostatique. Si l'on tient compte seulement de la direction de l'urèthre, le sujet étant placé debout ou dans le décubitus dorsal, on peut diviser ce canal en trois portions : une portion ascendante, se terminant à la racine de la verge; une portion descendante, s'arrêtant au niveau du bulbe, et une portion verticale, qui comprend les régions musculo-membraneuse et prostatique. La *planche XIII* donne exactement cette disposition.

Ces différentes portions du canal de l'urèthre sont légèrement courbes et s'unissent sous des angles arrondis qui ne sont pas aussi aigus que l'indiquent en général les auteurs. Les deux points où l'urèthre change ainsi de direction sont : le premier, au niveau de la racine de la verge; le second, au niveau de la dilatation bulbaire. Or, dans le cathétérisme, la première courbure est effacée simplement en relevant la verge sur l'abdomen, tandis que c'est la pression de l'instrument que l'on abaisse entre les cuisses qui surmonte la seconde. Et c'est dans cette région, au niveau du bulbe, qu'ont toujours lieu, de l'aveu de tous les chirurgiens, les fausses routes dans le canal de l'urèthre. Si ces faits doivent se passer ainsi dans cette opération du cathétérisme, il était intéressant de voir ce que deviennent ces courbures lorsque l'on a introduit des instruments dans l'urèthre; aussi ai-je joint à dessein des planches représentant le cathétérisme avec une sonde courbe et avec une sonde droite, pour comparer cette nouvelle disposition du canal avec son état normal. Il est facile de voir alors, si l'on vient à superposer les différentes courbures du canal de l'urèthre représentées dans les *planches XIII*, *XIV* et *XV*, qu'il existe une portion de ce canal dont la direction est invariable, presque rectiligne, c'est la portion prostatique. La courbure sous-pubienne, qui unit la portion descendante à la portion verticale de l'urèthre, appartient à un plus petit rayon chez le jeune sujet représenté *planche XIII*, fig. 1re, que sur celui de la figure suivante. Enfin l'introduction d'une sonde courbe augmente encore le rayon de cette courbure, comme on le voit dans la *planche XIV*. Je ne parle pas de la courbure pénienne qui s'efface dans les mouvements d'élévation de la verge.

Outre ces courbures, l'urèthre présente plusieurs inflexions latérales observées pour la première fois par M. Jarjavay. En examinant avec le plus grand soin des sections antéro-postérieures du périnée, je n'ai pas rencontré cette disposition signalée par cet habile anatomiste.

Je ne veux pas énumérer ici toutes les opinions qui ont été émises sur la longueur du canal de l'urèthre; on pourra avoir une idée assez exacte de cette mesure, autant que cela se peut avec un petit nombre de cas, en examinant les quatre figures que j'ai données de ce canal à des âges différents. La plus petite longueur, 16 cent. et demi, correspond à un urèthre dans lequel on avait introduit une sonde droite (*planche XV*). La plus grande longueur, 19 cent. et demi, répond à un urèthre relevé sur l'abdomen au moyen d'une sonde courbe (*planche XIV*). Dans sa situation normale, l'urèthre mesure 17 cent. et 17 cent. et demi sur la *planche XIII*. Si l'on tient compte de l'âge, on voit que les deux figures de cette dernière planche offrent à peu près les mêmes dimensions pour l'urèthre, quoique l'une représente un sujet de vingt-cinq ans et l'autre un sujet de quarante ans. Et si nous comparons la fig. 1re de la *planche XIII* à celle de la *planche XIV*, nous pouvons admettre que chez l'un de ces deux sujets du même âge, le redressement de la verge sur l'abdomen et l'introduction d'une sonde courbe dans le canal, a augmenté la longueur de l'urèthre conformément à l'opinion émise par M. le professeur Malgaigne. Cette augmentation de longueur a porté à la fois sur la portion musculo-membraneuse, qui a 8 mill. de plus, et sur la portion spongieuse, qui a augmenté de 13 mill. Si l'on établit la même comparaison entre la *fig.* 2e de la *planche XIII* et celle de la *planche XV*, je ferai remarquer que l'introduction d'une sonde droite semble, au contraire, avoir diminué la longueur du canal de l'urèthre. Cette diminution a porté sur la portion spongieuse, qui est moindre de 7 mill., tandis que la portion musculo-membraneuse offre 2 mill. de plus. Notons enfin que dans tous ces cas la portion prostatique est restée invariable dans sa longueur.

Au point de vue des rapports de l'urèthre, un fait qui frappe dans l'examen de ces planches, c'est la distance qui sépare ce canal du bord inférieur du pubis, distance plus considérable que celle qui est indiquée par les auteurs; et cependant on sait que dans le cathétérisme, le bec de la sonde vient souvent heurter contre cette symphyse pubienne. De plus, cette région, où le canal présente le second changement de direction que nous avons déjà indiqué, n'est pas le point le plus déclive de son trajet.

Les parois du canal de l'urèthre sont appliquées l'une contre l'autre, excepté au niveau du méat, où elles s'écartent un peu jusqu'à la base du gland. Dans la région musculo-membraneuse, elles sont écartées d'environ un demi-centimètre au niveau du bulbe de l'urèthre : c'est la dilatation bulbaire, l'ampoule du bulbe, le golfe de Le Cat. Enfin, l'urèthre s'élargit de nouveau dans la région prostatique jusqu'au col de la vessie.

La vessie nous offre des formes bien variées, et ces différences ne tiennent pas seulement à la plus ou moins grande distension de l'organe par le liquide qu'il renferme, comme l'on peut s'en convaincre en comparant les *planches XIII, fig.* 2e ; *XIV* et *XV*. On peut voir combien est petite la distance qui sépare le péritoine du sommet du pubis avec des vessies qui contiennent un litre et un litre et demi d'urine, et dans la *planche XIII, fig.* 2e, ce réservoir, quoique ayant la même capacité, ne dépasse nullement la symphyse pubienne, circonstance importante à noter pour la ponction de la vessie ou pour l'opération de la taille par la méthode sus-pubienne. Enfin, cette disposition du bas-fond de la vessie qui s'enfonce dans le petit bassin, rend bien compte de la difficulté qu'éprouvent les chirurgiens pour reconnaître les calculs dans ces cas exceptionnels.

La division que Sanson a donnée pour le rectum répond parfaitement aux considérations chirurgicales qu'on peut lui appliquer; mais il est difficile, sur le cadavre, de bien préciser les limites de ces différentes parties. La distinction en portion périnéale, et en portion abdominale recouverte par le péritoine est plus simple. Outre quelques inflexions latérales, le rectum, après avoir suivi la concavité du sacrum, présente, au niveau de la prostate, une courbure à convexité antérieure qui est très-prononcée dans la *planche XV*. Cette courbure, en diminuant l'espace périnéal, expose beaucoup cet intestin à être intéressé dans l'opération de la taille.

On sait combien les chirurgiens sont dissidents sur la distance qui sépare le cul-de-sac recto-vésical du péritoine, du tégument externe de la région périnéale, au point de vue des opérations que l'on pratique sur l'extrémité inférieure du rectum. Dans les trois cas que j'ai représentés, j'ai trouvé 6, 7 et 8 centimètres. Cette disposition du péritoine à la partie antérieure du rectum offre un certain danger dans l'extirpation des tumeurs de la partie inférieure de cet intestin. Au contraire, à la région postérieure, cette membrane remonte très-haut et applique l'intestin contre la concavité du sacrum.

Ne pourrait-on pas utiliser cette disposition et pratiquer l'opération de l'extirpation de l'extrémité inférieure de cet organe en l'attaquant par sa partie postérieure? Le sacrum oppose un obstacle si l'on veut aller chercher l'intestin à une trop grande hauteur; mais si l'on suit le bord gauche du coccyx et de l'extrémité inférieure du sacrum jusqu'à l'insertion du ligament sacro-sciatique, on arrive sur l'intestin à une distance de 7 cent. de l'anus. Voici le procédé que j'ai employé sur le cadavre.

On pratique une incision courbe sur le côté gauche du coccyx et du sacrum jusqu'au niveau de l'insertion du ligament sacro-sciatique; on incise successivement l'aponévrose d'insertion et quelques fibres du muscle grand fessier, puis l'aponévrose du releveur de l'anus et les fibres du même muscle. On arrive alors dans le tissu cellulaire qui environne le rectum : il suffit d'isoler l'intestin pour l'enlever en totalité ou lui pratiquer seulement une ouverture. Il n'y a pas de vaisseaux importants à léser dans cette opération, l'artère et le nerf honteux interne passant plus loin sous le ligament sacro-sciatique; mais lorsqu'on est arrivé dans le tissu cellulaire péri-rectal, on rencontre les nombreux vaisseaux hémorrhoïdaux qui environnent l'intestin. Dans le cas d'extirpation complète de l'extrémité inférieure du rectum, on pourrait facilement unir le bout supérieur de l'intestin aux téguments extérieurs, et établir dans cette région un anus artificiel.

J'ai essayé aussi chez les enfants nouveau-nés cette opération, dans le but de remédier à l'imperforation de l'anus, en allant à la recherche du bout inférieur du rectum. La distance à laquelle on ouvre cet intestin est de 3 cent. au-dessus de l'anus; cette distance, qui paraît peu considérable, est suffisante, si l'on remarque que dans un grand nombre de cas le rectum se termine à 2 ou 3 cent. de l'anus, et que cette opération permet encore de rechercher l'intestin plus haut en suivant la concavité du sacrum.

Cette disposition des parties dans la région périnéale postérieure avait frappé les chirurgiens, et ils avaient montré la possibilité d'attaquer le rectum par sa partie postérieure. Amussat avait pratiqué une fois l'opération pour l'imperforation de l'anus chez un enfant nouveau-né : en incisant transversalement la région ano-coccygienne, et suivant la concavité du coccyx et du sacrum, il avait ouvert l'intestin; l'attirant ensuite au dehors, il l'avait fixé à l'ouverture extérieure de la plaie (*Bulletin de l'Académie de médecine*, octobre 1835).

M. le docteur Goyrand (d'Aix), dans un mémoire important publié dans la *Gazette médicale*, 1856, a fait ressortir tous les avantages de l'incision périnéale postérieure et de la suture du bout inférieur de l'intestin dans les cas d'imperforation de l'anus.

M. le professeur Denonvilliers a préconisé depuis plusieurs années l'opération suivante pour l'extirpation de l'extrémité inférieure du rectum. Une incision elliptique, circonscrivant l'ouverture anale, est prolongée en arrière jusqu'au coccyx : on obtient ainsi deux larges lambeaux latéraux qui permettent au chirurgien de disséquer facilement le rectum saisi fortement entre les doigts pour l'attirer au dehors. Dans plusieurs cas cet habile chirurgien a même fendu l'intestin en arrière pour le séparer plus facilement de ses adhérences, et l'hémorrhagie n'est pas aussi considérable qu'on pourrait le craindre après cette incision, à cause de la disposition des vaisseaux qui suivent une direction longitudinale. Ce procédé opératoire a permis d'enlever jusqu'à 10 centimètres de l'extrémité inférieure du rectum sans ouvrir le péritoine, et il a été répété plusieurs fois avec succès par MM. les docteurs Demarquay et Richard, chirurgiens des hôpitaux.

En étudiant un grand nombre de cas d'imperforations de l'anus chez les enfants nouveau-nés, et voyant la gravité des accidents qui surviennent toujours après les ponctions multiples que l'on pratique dans la région périnéale, M. le docteur Verneuil, chirurgien des hôpitaux, a proposé de prolonger l'incision sur le coccyx et de fendre cet os avec des ciseaux sur la ligne médiane. Cette opération, facile à cet âge, permet alors de suivre la concavité du sacrum pour aller à la recherche du bout inférieur du rectum distendu par le méconium (*Comptes rendus de la Société de biologie*, 1855).

La disposition anatomique de la région périnéale postérieure montre bien la raison de ces opérations, et le nouveau procédé que je propose permettra d'arriver avec une plus grande facilité à une certaine hauteur sur le rectum, soit dans les opérations d'extirpation de l'extrémité inférieure de cet organe, soit pour aller à la recherche du bout inférieur de l'intestin dans les cas d'imperforation de l'anus.

Il y aurait encore à étudier la distance qui sépare la portion musculo-membraneuse de l'urèthre et la prostate, des téguments extérieurs du périnée; les dimensions de cette dernière glande. On trouvera ces considérations exposées avec la *planche XVI*, représentant les parties qui sont intéressées dans l'opération de la taille latéralisée.

Dans la région du périnée, chez la femme, c'est principalement sur les organes génitaux que se font les opérations, et c'est dans ces organes que se passent les phénomènes physiologiques qui en modifient les rapports. Aussi ai-je représenté ces états différents dans les *planches X*, *XVII*, *XVIII* et *XIX*.

La direction générale du vagin n'est pas celle que lui ont donnée les auteurs : au lieu d'une concavité antérieure, j'ai trouvé une direction convexe en avant, suivant à peu près les courbures de l'extrémité inférieure du rectum. Il en résulte que dans l'application du spéculum, il faut presque toujours, lorsque l'instrument est arrivé au fond du vagin, élever le manche pour aller à la recherche du col utérin situé un peu en arrière. Cette manœuvre est nécessitée aussi par la disposition des axes du vagin et de l'utérus qui se rencontrent sous un angle obtus ouvert en avant, dont le sommet répond à la lèvre postérieure dans le point le plus étroit de la cloison recto-vaginale. C'est dans ce point que porte le premier effort de la tête de l'enfant lorsqu'elle sort de la cavité utérine; mais, à mesure que le vagin se distend, son axe devient parallèle à celui de l'utérus, la cloison recto-vaginale se déprimant d'arrière en avant.

La longueur du vagin, qui augmente notablement chez la femme qui a eu des enfants, semble se développer surtout aux dépens de la paroi postérieure. Le col utérin est recouvert dans cette région antérieure par le vagin qui s'insère presque sur son extrémité, tandis qu'en arrière cette insertion remonte à une certaine hauteur et établit une séparation entre le col et le corps de l'utérus. Cette disposition est évidente en comparant la *planche XVII*, qui représente les organes génitaux d'une jeune fille, avec les deux autres figures des *planches XVIII* et *XIX*. Les parois du conduit vaginal sont appliquées l'une contre l'autre; on voit bien, dans l'introduction du spéculum, ces parois se déplisser successivement à mesure que l'instrument avance; cependant il existe au niveau de l'insertion du col de l'utérus un espace triangulaire que l'on désigne sous le nom de cul-de-sac du vagin. Ce n'est pas une dilatation de cette cavité comme on a semblé le décrire, mais simplement le résultat de la présence du col de l'utérus qui empêche les parois vaginales de se mettre au contact dans ce petit espace. Le péritoine, en se réfléchissant de l'utérus sur le rectum, descend un peu entre ce dernier organe et le vagin, mais dans une étendue très peu considérable, quelques millimètres seulement. On rencontre quelquefois des cas où ce cul-de-sac est un peu plus profond, et dans lesquels des anses intestinales peuvent faire hernie. Ces cas sont des exceptions pathologiques; les parois du vagin et du rectum ont été séparées dans une étendue plus ou moins considérable, par la pression de la masse intestinale, comme on trouve souvent le canal crural formant un entonnoir assez profond, tapissé par le péritoine. Aussi je ne puis accepter cette opinion, admise sans contrôle par beaucoup d'anatomistes, que le péritoine recouvre en arrière le quart ou le cinquième supérieur du vagin. Tous ces faits anatomiques trouvent leur application dans l'étude des fistules vésico-vaginales et recto-vaginales, et viennent confirmer les belles recherches que M. le professeur Jobert (de Lamballe) a consignées dans son grand *Traité de chirurgie plastique* sur ces fistules.

Tous les chirurgiens savent combien est variable la situation de l'utérus, et l'examen cadavérique prouve la rareté de sa position normale. Aussi, sur quatre coupes de la région du périnée, ai-je rencontré trois fois une antéflexion de l'utérus, *planches X, XVIII* et *XIX*. La direction générale de cet organe se rapproche de celle de l'axe du petit bassin; je ne crois pas que l'état de distension plus ou moins grand de la vessie ou du rectum ait de l'influence sur la position respective du corps utérin et du col, tout l'organe peut être refoulé en masse par le développement de l'un de ces réservoirs en rapport avec lui. Un fait qui m'a frappé dans plusieurs autopsies de femmes mortes en couches, c'est la disposition représentée dans la *planche XIX;* le corps de l'utérus était fortement incliné en avant sur la vessie qu'il venait comprimer, tandis que le col et une portion du corps venait appuyer sur le rectum, les deux axes du corps et du col utérin se réunissant à angle droit. Cet état est en rapport avec les phénomènes que l'on observe chez les femmes en couches : difficulté dans la miction et dans la défécation. Je ne veux pas induire, de ce petit nombre de faits, l'influence de la grossesse sur l'antéversion de l'utérus, mais, dans le cas que j'ai représenté, on ne pourra pas objecter que l'état cadavérique ait eu une influence sur cette situation de l'utérus, puisque le sujet était dans le décubitus dorsal.

Dans toutes ces représentations de l'utérus, on voit que le corps n'arrive pas jusqu'au plan du détroit supérieur; cependant il déborde le sommet du pubis: c'est à ce niveau que doit se faire son exploration.

J'ai signalé l'insertion du vagin sur le col de l'utérus; je ferai remarquer ici le développement de la lèvre postérieure chez la femme qui a eu des enfants, *planches XVIII* et *XIX*, disposition qui est déjà indiquée chez la jeune fille, *planche XVII*. Le volume de l'organe, sujet à de nombreuses modifications, suivant les âges, les maladies dont il a été affecté ou l'état physiologique dans lequel il se trouve, ne peut être apprécié que d'après l'examen d'un très grand nombre d'organes. Si l'on compare les dimensions de l'utérus de la femme représentée dans la *planche XVII* avec le tableau résumant les diamètres de l'utérus à l'état physiologique que M. Richet a donné dans son excellent *Traité d'anatomie chirurgicale*, on trouvera des mesures à peu près semblables. Je n'ai pas à faire ressortir ici combien il est important de bien connaître les dimensions de la cavité utérine pour le cathétérisme de cet organe.

Le rectum offre les mêmes courbures, peut-être un peu moins prononcées que chez l'homme. L'épaisseur si peu considérable des tissus qui constituent la cloison recto-vaginale à sa partie postérieure, rend très difficiles les opérations que l'on pratique sur l'intestin. Quant à la distance du cul-de-sac recto-vaginal du péritoine à l'anus, il est sensiblement le même chez la femme et chez l'homme.

RÉGION DU MEMBRE SUPÉRIEUR.

J'ai réuni la région de la clavicule à celles de l'aisselle, du bras, de l'avant-bras et de la main. La première établit le passage entre les régions du cou, du thorax et du membre supérieur. L'étude de ces différentes parties est surtout importante au point de vue des opérations qui se pratiquent sur les vaisseaux, soit qu'on ait à en faire la ligature simple, soit qu'on ait à rechercher leurs extrémités divisées dans une amputation. Les sections horizontales représentent exactement ces opérations et permettent de voir d'un seul coup d'œil les espaces intermusculaires qui renferment les vaisseaux. L'exactitude de ces rapports supplée à une longue description.

Les régions sus et sous-claviculaires nous présentent, en outre, des organes splanchniques : la trachée, l'œsophage et le sommet du poumon ; ce dernier organe est en rapport immédiat avec l'artère sous-clavière gauche, dont la courbure embrasse son sommet. L'artère carotide primitive est située sur un plan antérieur; aussi les procédés de ligature pour ces deux vaisseaux sont-ils les mêmes au niveau de cette région. La situation précise du tronc brachio-céphalique derrière le sternum fait comprendre comment on a conseillé de trépaner cet os pour aller à la recherche de ce vaisseau, opération dont l'exécution est impraticable.

Noter la disposition des vaisseaux et leurs rapports avec les muscles, les veines, les nerfs, dans les régions de l'aisselle, du bras et de l'avant-bras, serait reproduire toutes les indications précises qui sont données à ce sujet dans les ouvrages de médecine opératoire, et qui constituent les points de repère pour la ligature de ces artères.

RÉGION DU MEMBRE INFÉRIEUR.

L'ensemble des régions du membre inférieur n'offre d'intérêt que par l'exactitude avec laquelle on a reproduit les rapports des principaux vaisseaux et des plans aponévrotiques; mais comme l'intérêt chirurgical, dans ces régions, est borné à la ligature des vaisseaux, je ne fais que rappeler ici leur description, comme je l'ai fait pour le membre supérieur.

La région du pli de l'aine mérite de nous arrêter pour indiquer la situation qu'affectent les viscères du côté de l'abdomen. Une section faite parallèlement à l'arcade crurale montre une différence dans le rapport des intestins avec les anneaux inguinaux et cruraux, si l'on fait cet examen chez l'homme ou chez la femme. On a toujours décrit seulement la disposition des enfoncements qui siégent au niveau de ces orifices; j'ai montré la situation qu'affecte l'intestin qui reste appliqué contre la paroi abdominale dans mes préparations. Ainsi, chez la femme, les circonvolutions de l'intestin grêle viennent occuper tout le pli de l'aine, et s'enfoncent principalement au niveau de l'ouverture du canal crural et de la fossette inguinale interne. Chez l'homme, au contraire, c'est seulement au niveau de la fossette inguinale externe que l'on trouve l'intestin, qui est aussi plus rapproché de la paroi abdominale (voy. la *planche XXII*).

Du côté de la région crurale, c'est la disposition des aponévroses qui a surtout été étudiée. J'ai reproduit la coupe donnée par Scarpa, qui a été toujours suivie pour exposer plus clairement le trajet deces membranes; elle montre le rapport des ganglions lymphatiques superficiels, de l'artère et de la veine fémorales, et la disposition des muscles nombreux qui entourent l'articulation coxo-fémorale.

Les régions de la cuisse, du creux poplité, de la jambe, ont été représentées dans les points où se pratiquent les principales amputations, afin de bien montrer la situation précise des vaisseaux que le chirurgien doit lier : c'est le seul intérêt chirurgical que présentent ces régions, et il n'y avait aucun fait important à signaler autre que ces rapports exacts des vaisseaux.

PLANCHE PREMIÈRE.

On a représenté sur ce sujet les points précis où ont été pratiquées les différentes sections sur le cadavre : elles comprennent, comme on peut le voir, les principales régions chirurgicales.

A. Section verticale antéro-postérieure des régions de la tête, de la face et du cou faite sur la ligne médiane. — Planche II.

B. Section horizontale du cou au-dessous de l'os hyoïde. — Planche III.

C. Section horizontale du cou à travers la partie moyenne du larynx. — Planche III.

D. Section verticale et latérale des régions du thorax et de l'abdomen. — Planches IV et VIII.

E. Section horizontale du thorax au niveau de la région mammaire. — Planche V.

F. Section verticale et antéro-postérieure du thorax et de l'abdomen au niveau de la région mammaire gauche — Planche VI.

G. Section verticale et antéro-postérieure du thorax et de l'abdomen au niveau de la région mammaire droite. — Planche VII.

H. Section horizontale de l'abdomen dans la région épigastrique. — Planche IX.

I. Section horizontale du bassin dans la région hypogastrique chez la femme. — Planche X.

J. Section horizontale du bassin dans la région sus-pubienne chez l'homme. — Planche XI.

K. Section horizontale de la région du périnée chez l'homme. — Planche XII.

L. Section verticale et antéro-postérieure de la région du périnée faite sur la ligne médiane, chez l'homme, — Planches XIII, XIV, XV; et chez la femme, — Planches XVII, XVIII, XIX.

M. Section horizontale de la région sus-claviculaire. — Planche XX.

N. Section horizontale de la région sous-claviculaire. — Planche XX.

O. Section verticale antéro-postérieure de la région axillaire. — Planche XXI.

P. Section horizontale de la région moyenne du bras. — Planche XXI.

Q. Section horizontale de la région de l'avant-bras à son tiers inférieur. — Planche XXI.

R. Section verticale et médiane du doigt médius. — Planche XXI.

S. Section horizontale de la région abdominale du pli de l'aine chez l'homme et chez la femme. — Planche XXII.

T. Section horizontale de la région crurale du pli de l'aine chez la femme. — Planche XXIII.

U. Section horizontale de la cuisse au sommet du triangle de Scarpa. — Planche XXIV.

V. Section horizontale de la région poplitée. — Planche XXV.

X. Section horizontale de la jambe faite au lieu d'élection. — Planche XXV.

Y. Section horizontale de la jambe faite au niveau de la région sus-malléolaire. — Planche XXV.

Z. Section verticale et médiane du pied. — Planche XXV.

PLANCHE DEUXIÈME.

RÉGIONS DU CRÂNE, DE LA FACE ET DU COU.

Section verticale antéro-postérieure faite au milieu de la tête et du cou sur un homme âgé de quarante ans : le cadavre étant couché sur le dos, la tête est un peu renversée en arrière.

Cette coupe intéresse les principales cavités de la tête et montre les rapports des différentes parties du cerveau, du cervelet et de l'extrémité supérieure de la moelle épinière. Il faut que les instruments traversent une épaisseur considérable de parties molles dans la région de la nuque, 55 mill. environ, pour aller blesser ce cordon nerveux. La section a respecté la cloison des fosses nasales et a ouvert les sinus osseux du crâne. L'épaisseur des os de cette région est augmentée en deux points : à la protubérance de l'occipital et à la base du frontal. Le développement des sinus sur ce sujet permet de bien voir leur situation respective, principalement au point de vue de la trépanation du sinus frontal ou du sinus ethmoïdal. Quant au sinus sphénoïdal, la paroi mince qui le sépare du pharynx fait comprendre comment des corps étrangers, venus de l'intérieur du crâne, se sont fait jour dans sa cavité, puis, à l'extérieur, dans le pharynx et de là dans la bouche.

La courbure des parois supérieure et inférieure de la cavité buccale est assez prononcée ; la distance de l'ouverture extérieure à la face antérieure du voile du palais est de 6 centimètres et demi, et jusqu'à la paroi pharyngienne il y a 7 centimètres et demi. Ces mesures peuvent servir pour la courbure et la longueur à donner aux instruments destinés à manœuvrer dans cette région.

Le pharynx se termine à sa partie supérieure sous la forme d'une véritable ampoule offrant un rétrécissement au niveau du voile du palais. La paroi postérieure et supérieure de cette ampoule est formée par l'apophyse basilaire de l'occipital, sa paroi supérieure correspond au sinus sphénoïdal. Aussi les tumeurs qui peuvent se développer dans cette région, confinées d'abord dans cette ampoule, sont en rapport avec la paroi postérieure des fosses nasales et du voile du palais, et offrent de très grandes difficultés au chirurgien pour leur extirpation complète, à cause de leur siége élevé. Lorsque ces tumeurs sont plus développées, elles franchissent le voile du palais et font alors saillie dans l'arrière-bouche. Toute cette partie supérieure du pharynx offre une épaisseur assez considérable, due à la présence d'une couche glanduleuse épaisse.

On peut apprécier facilement ici la longueur et l'épaisseur de la portion mobile du voile du palais, au point de vue des opérations de staphyloraphie ; j'ai surtout indiqué l'épaisseur relative de la couche musculeuse et de la couche glanduleuse. Enfin, on a représenté la situation de la luette par rapport à la base de la langue et à l'épiglotte, la situation normale de la langue dans la cavité buccale, celle de l'épiglotte et des différentes parties qui composent le larynx, la direction que prend la trachée-artère après sa naissance en se rapprochant de la colonne vertébrale, dont elle suit la courbure dans la région cervicale. Cette courbure, dont la convexité regarde en avant, est plus prononcée pour les premières vertèbres ; leur ensemble mesure en hauteur, jusqu'au sommet de l'apophyse odontoïde, 11 cent. et demi. Les rapports du pharynx avec la cavité buccale permettent d'explorer par le toucher les lésions des premières vertèbres cervicales ; mais l'on voit la difficulté qu'il y aurait à atteindre au delà de la quatrième vertèbre. Il faut aussi tenir compte de l'épaisseur du tissu glandulaire et du tissu lamelleux situés au-devant des deux premières vertèbres cervicales, ce qui augmente la difficulté de cette exploration. C'est à ce même niveau que doit arriver le doigt du chirurgien pour déchirer la muqueuse de la base de l'épiglotte dans cette affection désignée sous le nom d'œdème de la glotte.

A la région antérieure, au-dessus de l'os hyoïde, le peu d'épaisseur des parties molles qui séparent la peau de la base de la langue donne bien l'indication de la ligature en masse de cette partie de l'organe. L'ouverture de la glotte correspond au niveau de la cinquième vertèbre ; elle est à égale distance, 24 mill., entre l'os hyoïde et la base du cartilage thyroïde ; et si la section de ce cartilage n'offrait pas des difficultés trop grandes pour le placement de la canule à demeure, la laryngotomie, dans la moitié inférieure du cartilage thyroïde et dans le cartilage cricoïde, n'offrirait pas le danger de blesser les cordes vocales. Pour le passage des corps étrangers, le diamètre antéro-postérieur du larynx, pris au sommet du cartilage cricoïde, est de 22 mill., dimension d'une pièce de 20 francs ; le diamètre de la trachée-artère, dans le même sens, est de 16 mill. Au point de vue de l'opération de la trachéotomie, nous voyons ici les deux premiers anneaux de la trachée couverts par l'isthme de la thyroïde, et en avant seulement du tissu cellulaire et des lames aponévrotiques à traverser pour arriver à la trachée située à 18 mill. au-dessous des téguments.

Au niveau de la cinquième vertèbre cervicale, les parois du pharynx se rapprochent l'une de l'autre pour former l'œsophage, qui commence au niveau de la sixième vertèbre du cou, au-dessus du cartilage cricoïde, et non au niveau du premier anneau de la trachée ; c'est dans ce point que s'arrêtent les corps étrangers assez volumineux introduits dans le pharynx. On peut remarquer que les parois de l'œsophage sont appliquées l'une contre l'autre dans cette région, comme cela s'observe dans tous les conduits musculo-membraneux. Dans le cathétérisme de l'œsophage, la sonde suit exactement la paroi postérieure du pharynx ; au niveau de la sixième vertèbre, elle rencontre une certaine résistance à vaincre, abandonnant la cavité assez large du pharynx pour pénétrer dans l'œsophage qu'elle dilate ; la courbure de la colonne vertébrale peut aussi la faire dévier, et l'instrument vient se présenter à l'orifice supérieur du larynx, vers le sommet des cartilages aryténoïdes.

EXPLICATION DE LA PLANCHE II.

A. Circonvolutions cérébrales, la faux de la dure-mère a été enlevée.
B. Cervelet.
C. Protubérance annulaire.
D. Corps calleux avec la commissure blanche antérieure.
E. Moelle épinière.
F. Voûte osseuse du crâne.
G. Sinus frontal.
H. Sinus ethmoïdal.
I. Sinus sphénoïdal.
K. Apophyse basilaire de l'occipital.
L. Cloison des fosses nasales.
M. Os maxillaire supérieur.
N. Voûte palatine séparée de l'os maxillaire supérieur par le conduit palatin antérieur.
O. Voile du palais et luette.
P. Langue.
R. Os hyoïde.
S. Epiglotte.
T. Ouverture du ventricule droit du larynx limitée par les cordes vocales.
U. Trachée-artère.
V. Isthme de la glande thyroïde.
X. Pharynx.
Y. Seconde vertèbre cervicale.
Z. Huitième vertèbre cervicale.
a. Occipital.
b. Artère basilaire.
d. Apophyse odontoïde de l'axis avec le ligament odontoïdien.
e. Arc postérieur de l'atlas.
f. Muscle petit droit postérieur de la tête.
g. Apophyse épineuse de l'axis.
h. Apophyse épineuse de la sixième vertèbre cervicale.
l. Muscles interépineux.
m. Os propre du nez.
n. Lèvre supérieure et son muscle orbiculaire.
p. Couche glanduleuse du voile du palais.
q. Couche musculeuse du voile du palais.
r. Couche musculeuse du pharynx.
s. Couche glanduleuse du pharynx.
t. Tissu cellulaire lâche derrière le pharynx.
u. Cartilage cricoïde.
v. Cartilage thyroïde se continuant en haut avec la membrane thyro-hyoïdienne.
x. Aponévrose antérieure du cou présentant deux feuillets, le plus superficiel allant se terminer sur la mâchoire inférieure; le second feuillet s'insère sur l'os hyoïde et recouvre les muscles propres du cou.
y. Muscles génio-glosses, et au-dessous, muscles génio-hyoïdiens.
1. Os maxillaire inférieur.
2. Arc antérieur de l'atlas avec les ligaments occipito-atloïdien antérieur et atloïdo-axoïdien antérieur.
3. Lèvre inférieure et ses muscles orbiculaire et carré du menton.
4. Aponévrose des muscles prévertébraux.
5. Œsophage.
6. Tissu cellulaire séparant les muscles splénius et grand complexus du côté droit.
7. Aponévrose du muscle trapèze.

PLANCHE TROISIÈME.

RÉGION DU COU.

FIGURE Ire.

Section horizontale du cou sur une femme âgée de vingt-huit ans. Le siége précis de cette section est, en avant, entre l'os hyoïde et le bord supérieur du cartilage thyroïde dont les grandes cornes ont été coupées; en arrière, à travers le corps de la quatrième vertèbre cervicale.

L'ouverture supérieure du larynx présente ici une forme triangulaire; en arrière, le pharynx qui s'appuie sur la colonne vertébrale offre une fente transversale : ces deux ouvertures sont protégées par l'arcade antérieure du cartilage thyroïde.

Sur les côtés, la coupe montre les deux artères carotides interne et externe, peu de temps après leur naissance. Toutes les deux sont accompagnées par leurs veines respectives. On sait la difficulté de distinguer ces deux vaisseaux lorsqu'on a à pratiquer leur ligature : l'artère carotide externe est située sur un plan plus superficiel que l'artère carotide interne, et immédiatement sous le bord interne du muscle sterno-cléido-mastoïdien, qui, au contraire, recouvre complétement l'artère carotide interne. Elles sont situées toutes les deux sur le même plan antéro-postérieur, à 27 mill. en dehors de la ligne médiane. L'artère carotide externe est située à 18 mill. au-dessous des téguments extérieurs, l'artère carotide interne à 3 cent. La veine jugulaire interne, qui accompagne ce dernier vaisseau, est située en dehors et sur un plan un peu postérieur.

Les muscles de la région postérieure se présentent sous forme de zones concentriques à la colonne vertébrale. Cette configuration générale pour les muscles de cette région apparaît bien sur cette coupe horizontale, soit pour les muscles antérieurs, soit pour les muscles postérieurs; elle montre bien leurs rapports avec les organes importants qu'ils protégent. Cette disposition des muscles et des aponévroses qui les enveloppent mérite de nous arrêter un instant, à cause des divergences qui existent dans la description des aponévroses du cou.

On peut remarquer ici une certaine indépendance entre ces deux régions : l'une antérieure, ayant pour centre la trachée; l'autre postérieure, au centre de laquelle est la colonne vertébrale. Dans la première région, les muscles péri-trachéaux, la trachée, l'extrémité inférieure de l'œsophage, sont unis par des feuillets aponévrotiques dont l'ensemble constitue ce que j'appellerai l'*aponévrose trachélienne*. Dans la seconde région, tous les muscles qui entourent la colonne vertébrale présentent chacun une gaîne propre et sont réunis entre eux par des prolongements aponévrotiques; leur ensemble constituera l'*aponévrose vertébrale*. Cette indépendance de l'aponévrose trachélienne explique bien la mobilité du larynx et du pharynx sur la colonne vertébrale. Cette mobilité de la trachée et des autres organes est de la plus grande nécessité, puisqu'elle occasionne de la gène dans la respiration lorsque, à la suite d'une plaie, il survient des adhérences entre la peau et le conduit aérien; on comprend aussi la rareté des abcès autour de cet organe en voyant le peu de tissu cellulaire qui l'entoure. D'autre part, la résistance de l'aponévrose vertébrale, et sa disposition autour des os et des muscles, force les abcès à suivre en général leurs gaînes aponévrotiques. Enfin, ces deux régions sont unies entre elles par une vaste loge aponévrotique dépendant des muscles superficiels; je la désignerai sous le nom d'*aponévrose cervicale*. Elle comprend l'aponévrose superficielle des auteurs qui enveloppe le muscle peaucier, et l'aponévrose du muscle trapèze qui, en avant, vient s'unir à l'aponévrose trachélienne, sur les petits muscles trachéaux, et en arrière, rejoint l'aponévrose vertébrale en s'unissant encore à celle du muscle trapèze. Cette aponévrose cervicale circonscrit une vaste loge celluleuse renfermant les vaisseaux et les ganglions lymphatiques du cou, et présentant en avant et en arrière du muscle sterno-mastoïdien deux points moins résistants où viennent faire saillie les tumeurs qui se développent dans cette région. Les vaisseaux, comme on le voit, sont au milieu de ce tissu celluleux plus ou moins condensé; il n'y a pas de gaîne fibreuse propre s'attachant aux apophyses transverses des vertèbres et allant leur former une enveloppe particulière.

La disposition des aponévroses est ici la même que dans toutes les autres régions du corps : ces membranes enveloppent les muscles sous forme de gaînes, les unissant les uns aux autres. Dans les intervalles qui séparent les organes se trouve du tissu cellulaire où rampent les vaisseaux, et des ganglions, recouverts seulement par ces aponévroses. Les veines, qui les traversent souvent pour passer d'une région dans une autre, ne présentent de gaînes aponévrotiques que dans cette partie de leur trajet. C'est donc dans ces intervalles celluleux que le pus se ramasse en foyers et suit une direction plus ou moins en rapport avec celle des aponévroses qui les circonscrivent.

FIGURE II.

Section horizontale du cou au niveau du cartilage thyroïde sur la même femme. Cette section a été faite à travers la saillie antérieure du cartilage thyroïde à un demi-centimètre au-dessous de la glotte; elle traverse le cartilage cricoïde et le commencement de l'œsophage; la vertèbre cervicale qui a été intéressée est la sixième.

Nous retrouvons dans cette coupe la plupart des organes que représente la figure précédente. En avant, le muscle peaucier offre des fibres charnues seulement jusqu'au bord antérieur du muscle sterno-cléido-mastoïdien. Au niveau de cette coupe, l'artère carotide primitive et la veine jugulaire interne sont entièrement recouvertes sur les côtés par ce dernier muscle; mais au point de vue de la ligature de la carotide primitive, le bord interne du sterno-mastoïdien est le guide le plus sûr; une incision dirigée sur le bord antérieur de ce muscle découvrirait l'artère, et, en la prolongeant verticalement, on tomberait sur la saillie antérieure ou tubercule de l'apophyse transverse de la sixième vertèbre du cou, indiqué par M. Chassaignac. C'est aussi la région la plus favorable pour cette opération : la carotide primitive est dégagée des muscles trachéaux, et placée juste sur la limite du bord interne du muscle sterno-mastoïdien. Elle est située à 2 cent. en dehors de la ligne médiane et à une profondeur de 17 mill. au-dessous des téguments; c'est dans ce point qu'il faudrait établir la compression. La veine jugulaire interne est sur un plan un peu postérieur à celui de l'artère carotide primitive; c'est seulement lorsque la veine est fortement gonflée qu'elle passe en avant de l'artère et qu'elle peut même la recouvrir; la plupart des auteurs lui donnent ordinairement ce dernier rapport.

Autour du larynx se voient groupés les petits faisceaux musculaires qui meuvent cet organe; les deux lobes de la glande thyroïde remontent jusque sur les côtés du cartilage thyroïde. Ce cartilage est coupé au niveau de sa bifurcation supérieure, et l'arc postérieur du cartilage cricoïde a été seul intéressé; l'ouverture laryngienne affecte une forme elliptique. L'épaisseur des parties molles qui recouvrent le larynx n'est que de 8 mill., et il existe en avant, sur la ligne médiane, un espace celluleux aponévrotique, que l'on suit dans l'opération de la laryngo-trachéotomie, où rampe ici une veine jugulaire antérieure. Quant au pharynx, sa limite inférieure est indiquée par les fibres du muscle constricteur inférieur. L'œsophage commence au niveau du cartilage cricoïde, et son extrémité supérieure se trouve alors protégée par le cartilage thyroïde qui le déborde de chaque côté.

Je ne reviendrai pas ici sur la description des aponévroses de cette région, qui se présentent avec la même disposition que dans la figure précédente. Je ferai seulement remarquer la présence du tissu cellulaire plus abondant dans la région trachélienne, autour de la thyroïde, et surtout la diminution de la grande loge celluleuse inter-aponévrotique, qui renferme les vaisseaux et les ganglions lymphatiques, et qui est située au-dessous de l'aponévrose cervicale.

EXPLICATION DE LA FIGURE I.

A. Corps de la quatrième vertèbre cervicale coupée.
B. Moelle épinière.
C. Apophyse épineuse de la troisième vertèbre cervicale.
D. Base de l'épiglotte coupée : derrière elle se voit l'ouverture triangulaire du larynx.
E. Tronc des veines faciales.
F. Artère carotide externe.
G. Artère carotide interne.
H. Veine jugulaire interne.
I. Ganglions lymphatiques répandus au milieu de la loge celluleuse inter-aponévrotique.
K. Muscle peaucier.
L. Muscles sterno-hyoïdien et omoplat-hyoïdien réunis.
M. Muscle thyro-hyoïdien.
N. Muscle constricteur inférieur du pharynx.
O. Sommet des cartilages aryténoïdes derrière lesquels se voit l'ouverture du pharynx sous forme de fente transversale.
P. Muscle grand droit antérieur de la tête.
R. Muscles transversaire épineux et inter-épineux du cou.
S. Clavicule.
T. Moignon de l'épaule.
U. Sternum.
V. Muscle trapèze et son aponévrose.
X. Muscle splénius.
Y. Muscle grand complexus.
Z. Plexus des veines jugulaires postérieures profondes.
a. Veine jugulaire externe.
b. Nerf pneumogastrique.
d. Grandes cornes du cartilage thyroïde.
e. Muscle long du cou.
f. Muscle scalène antérieur.
g. Muscle transversaire du cou.
h. Muscle petit complexus.
l. Muscle angulaire de l'omoplate.
m. Muscle sterno-cléido-mastoïdien et son aponévrose.
n. Artère vertébrale.
p. Bord supérieur du cartilage thyroïde.
q. Muscle scalène postérieur.

EXPLICATION DE LA FIGURE II.

La plupart des lettres ont la même signification que celles de la figure I.

A. Corps de la sixième vertèbre cervicale coupée.
C. Cartilage thyroïde.
D. Cartilage cricoïde.
E. Muscle sterno-hyoïdien.
F. Muscle omoplat-hyoïdien.
G. Artère carotide primitive.
L. Muscle sterno-thyroïdien.
M. Ouverture du larynx.
O. Sommet des lobes latéraux de la glande thyroïde.
P. Extrémité supérieure de l'œsophage.
d. Branche postérieure de la veine jugulaire externe.
g. Muscle thyro-aryténoïdien.
n. Artère et veine vertébrales.
p. Nerf grand sympathique.
r. Muscle crico-aryténoïdien postérieur.

PLANCHE QUATRIÈME.

RÉGION DU THORAX.

Section verticale et latérale du thorax sur une femme âgée de vingt ans.

La section a été faite d'une épaule à l'autre, de manière à partager le thorax en deux segments : l'un antérieur, l'autre postérieur. Ce dernier segment représenté par la planche montre l'ensemble des organes contenus dans la cavité thoracique : les rapports du cœur avec les poumons, les replis de la plèvre, la situation de la crosse de l'aorte, de la trachée-artère, de l'œsophage, de l'artère pulmonaire et de la veine cave inférieure. La coupe se rapproche assez de la colonne vertébrale ; elle a traversé l'oreillette et le ventricule gauches, et en bas la terminaison de la veine cave inférieure et de l'œsophage.

Les deux têtes des humérus sont coupées longitudinalement, et autour d'elles sont groupées les terminaisons des muscles de l'épaule à l'acromion, à l'apophyse coracoïde. Du côté droit, l'origine du tronc brachio-céphalique et l'artère sous-clavière longent la première côte ; du côté gauche, au-dessus de ces vaisseaux, se voient les gros troncs du plexus brachial. Sur la ligne médiane, à la région inférieure du cou, l'œsophage et la trachée-artère sont coupés obliquement au moment où ces deux conduits s'enfoncent dans le médiastin postérieur, et ce premier conduit a déjà quitté la face postérieure de la trachée. Autour d'eux sont répandus des ganglions lymphatiques.

La coupe des deux poumons montre la division des lobes, les replis de la plèvre sous forme d'un cordon autour de ces organes jusqu'au niveau de leur racine, située plus près de leur sommet que de leur base. Du côté droit, il existait un peu d'épanchement, comme l'indique l'espace qui persiste entre le poumon et les côtes.

La capacité de la cavité thoracique remplie par les poumons occupe, dans cette préparation, les sept premières côtes. Le poumon droit offre un peu moins de hauteur que le poumon gauche, mais il est plus large, plus étendu. Le sommet des poumons déborde également la première côte des deux côtés ; dans ce point, le thorax ne présente pas de paroi supérieure. A sa base, la cavité pleurale est un peu diminuée par suite de l'état de rétraction du poumon ; nous verrons quelles sont ses limites inférieures lorsque nous nous occuperons de la région abdominale. Sur la ligne médiane, la crosse de l'aorte est coupée au milieu de sa courbure ; l'artère pulmonaire, au moment où elle se bifurque avec sa branche gauche.

La région postérieure du cœur qui a été intéressée représente l'oreillette gauche distendue par l'injection avec une partie des veines pulmonaires droites du lobe supérieur et du lobe moyen, et l'extrémité inférieure du ventricule gauche. Dans cette préparation, le cœur est assez éloigné des parois thoraciques, il répond aux troisième, quatrième, cinquième et sixième côtes, et sa pointe à la sixième côte. Un instrument vulnérant aurait à traverser, pour atteindre le cœur, dans cette région, une certaine épaisseur de parties molles et tout le poumon gauche : la plaie devrait avoir au moins 9 cent. de profondeur.

Le diaphragme limite inférieurement toute la région, sa convexité remonte ici jusqu'à la sixième côte du côté droit et jusqu'à la septième du côté gauche ; ce rapport avec les téguments extérieurs correspond à peu près au milieu du sein droit, à gauche il remonte un peu moins. Ce muscle est traversé par l'œsophage et la veine cave inférieure au moment où ce vaisseau s'abouche dans l'oreillette droite.

EXPLICATION DE LA PLANCHE IV.

A. Poumon droit et ses trois lobes supérieur, moyen et inférieur.
B. Poumon gauche et ses deux lobes.
C. Cavité de l'oreillette gauche distendue par l'injection.
D. Pointe du ventricule gauche ouvert.
E. Lobe droit du foie avec des veines hépatiques ouvertes.
F. Lobe gauche du foie.
G. Veine cave inférieure.
H. Veine sus-hépatique au moment où elle se jette dans la veine cave inférieure.
I. Œsophage ouvert.
K. Artère aorte.
L. Trachée-artère coupée obliquement.
M. Cavité glénoïde de l'omoplate.
N. Mamelles.
O. Tête de l'humérus.
P. Veine pulmonaire droite.
R. Muscle grand pectoral.
S. Muscles intercostaux internes et externes.
T. Tronc brachio-céphalique.
U. Artère sous-clavière.
V. Veine sous-clavière droite.
X. Plexus brachial gauche.
Y. Tronc de l'artère pulmonaire avec sa branche gauche.
Z. Septième côte.
a. Muscle diaphragme.
b. Première côte.
d. Clavicule.
e. Acromion.
f. Apophyse coracoïde.
g. Muscle scalène postérieur.
h. Muscle deltoïde.
i. Péricarde, en dedans se voit le cordon qui représente le feuillet séreux qui le tapisse et se réfléchit sur les veines pulmonaires.
l. Ganglions lymphatiques.
m. Lobe inférieur du poumon gauche.

PLANCHE CINQUIÈME.

RÉGION DU THORAX.

Section horizontale du thorax à travers la partie moyenne du sein et au niveau de la neuvième vertèbre dorsale, faite sur une femme âgée de trente-cinq ans. Le sujet était de petite taille, ce qui fait paraître la figure plus petite que nature.

En arrière et sur les côtés, le thorax est recouvert par les muscles du rachis et ceux qui s'insèrent à l'extrémité inférieure de l'omoplate, dont la pointe correspond à la septième côte. La cavité thoracique s'étend jusqu'aux gouttières vertébrales; les corps des vertèbres et leurs apophyses transverses constituent une partie de ses parois. A l'examen général de cette cavité, on voit qu'il existe une prédominance dans la capacité du côté droit, sur le côté gauche. Pour le premier, le diamètre antéro-postérieur est de **141** millim., tandis qu'il n'est que de **123** millim. pour le côté gauche; le diamètre transverse est sensiblement le même des deux côtés.

Cette coupe est surtout favorable pour montrer la disposition de la plèvre; c'est la figure classique que l'on emploie pour la représentation du trajet de cette membrane autour des poumons et des parois thoraciques, et pour la démonstration des médiastins. Les deux cavités pleurales sont tout à fait isolées; celle du côté droit se prolonge derrière le sternum; la trépanation de cet os en ce point ferait ouvrir la cavité pleurale. Au contraire, du côté gauche, la plèvre s'arrête derrière le cartilage de la quatrième côte, et laisse entre elle et le sternum un espace celluleux assez grand qui permettrait d'arriver jusqu'au cœur sans ouvrir cette cavité pleurale.

L'espace celluleux qui sépare les deux plèvres, et qu'on désigne sous le nom de *médiastins*, est réduit, comme on le voit, à deux espaces très-petits, séparés par le cœur, qui occupe presque tout le diamètre thoracique antéro-postérieur. Le médiastin antérieur ne renferme que du tissu cellulaire, l'artère et la veine mammaires internes. Dans la région cardiaque, il n'est pas parallèle au sternum, il est situé derrière le cartilage de la quatrième côte. Dans le médiastin postérieur, on aperçoit l'artère aorte, la veine azygos et l'œsophage : ce dernier organe n'a pas encore passé au-devant de l'aorte, au niveau de la neuvième vertèbre dorsale. Ces organes sont en rapport avec la racine des poumons, et la plèvre vient se réfléchir à leur niveau en se prolongeant surtout derrière l'œsophage. Cette racine des poumons est très-rapprochée de la colonne vertébrale.

Le cœur, dans cette région, est très-peu distant des parois thoraciques, quoique recouvert en partie par le bord antérieur des deux poumons. Il est en rapport médiatement avec le bord gauche du sternum et le cartilage de la quatrième côte, il n'en est séparé que par le tissu cellulaire du médiastin antérieur; cette distance est seulement de 8 millimètres. Ce lieu serait très-favorable pour la ponction du péricarde; mais les espaces intercostaux sont trop rapprochés les uns des autres au niveau de la ligne médiane.

La section transversale du cœur permet de voir la situation respective de ses grandes cavités, qui présentent toutes une direction oblique tout à fait en rapport avec l'inclinaison générale du cœur de droite à gauche. Il en résulte qu'une ligne droite allant du sternum à la colonne vertébrale, peut traverser trois cavités du cœur : les deux ventricules et l'oreillette gauche. Il y a une certaine symétrie dans l'arrangement de ces cavités : le ventricule droit occupe le plan le plus antérieur; l'oreillette gauche la région la plus postérieure; au contraire, le ventricule gauche et l'oreillette droite sont situés à peu près sur le même plan. Outre ces rapports des cavités entre elles, on peut apprécier facilement l'étendue relative du cœur droit et du cœur gauche, quoique la cloison ne soit pas indiquée; le volume considérable du cœur ventriculaire opposé aux oreillettes; enfin l'épaisseur des parois des ventricules et des oreillettes comparées entre elles.

EXPLICATION DE LA PLANCHE V.

A. Poumon droit et ses trois lobes, supérieur, moyen et inférieur, ce dernier occupant toute la région postérieure de la cavité thoracique.
B. Poumon gauche et ses deux lobes supérieur et inférieur.
C. Cavité de l'oreillette gauche.
D. Cavité du ventricule gauche.
E. Cavité de l'oreillette droite.
F. Cavité du ventricule droit.
G. Neuvième vertèbre dorsale.
H. Moelle épinière.
I. Œsophage.
J. Veine azygos.
K. Artère aorte.
L. Péricarde.
M. Sternum.
N. Mamelles.
O. Extrémité inférieure de l'omoplate.
P. Muscle trapèze.
R. Muscle grand pectoral.
S. Muscles intercostaux internes et externes.
T. Cartilage de la quatrième côte.
U. Portion osseuse de la quatrième côte.
V. Artère et veine mammaires internes.
X. Neuvième côte.
Y. Septième côte.
Z. Muscle grand dorsal.
a. Muscle grand dentelé.
b. Muscle rhomboïde.
d. Masse commune des muscles spinaux.
e. Lobe supérieur du poumon gauche.
f. Lobe supérieur du poumon droit.
g. Lobe moyen du poumon droit.
h. Apophyse épineuse de la huitième vertèbre dorsale.

PLANCHE SIXIÈME.

RÉGIONS DU THORAX ET DE L'ABDOMEN.

Section verticale antéro-postérieure du thorax et de l'abdomen au niveau de la région mammaire gauche, sur une femme âgée de vingt-huit ans. La section a été faite vers la partie moyenne de la clavicule gauche, et s'est arrêtée à deux centimètres au-dessus de l'ombilic; elle traverse ainsi les régions sus et sous-claviculaires, le thorax et la moitié supérieure de l'hypochondre gauche.

Cette coupe permet de voir dans la région de la clavicule la situation respective des gros troncs vasculaires et nerveux qui passent entre le bord inférieur de cet os et la première côte.

Les parois thoraciques présentent une disposition facile à saisir dans l'examen des espaces intercostaux; ces espaces vont en diminuant de haut en bas à la région antérieure, tandis que la disposition est inverse à la région postérieure. Il faut tenir compte, dans cet arrangement, des parois thoraciques, de l'obliquité des côtes, qui est telle à la région supérieure que le premier de ces arcs osseux est situé à la partie antérieure de la poitrine. Il en résulte aussi que le sommet du thorax au niveau de cette section correspond au premier espace intercostal.

Dans cette région, le médiastin antérieur occupe une grande étendue en hauteur, le bord antérieur du poumon s'arrêtant entre la deuxième et la troisième côte. Il n'y a donc pas de danger de blesser le poumon au-dessous de la troisième côte, quel que soit l'espace intercostal que l'on choisisse pour faire la ponction du péricarde, la distension de cette membrane devant agir sur le poumon comme l'injection qui a distendu le ventricule gauche dans cette préparation.

La cavité ventriculaire gauche du cœur ainsi augmentée de volume, que l'on peut comparer à l'état normal du cœur rempli par le sang, est en rapport avec les troisième, quatrième et cinquième côtes, et avec leurs espaces intercostaux; la pointe du cœur se termine à la cinquième côte. L'espace qui sépare le cœur des parois thoraciques n'a qu'un demi-centimètre au niveau de la quatrième côte, et jusqu'aux téguments extérieurs la distance n'est que de 2 centim. et demi, aussi ce point semble-t-il le plus favorable pour pratiquer la ponction du péricarde. La pointe du cœur repose sur le lobe gauche du foie, dont le sépare le diaphragme.

Dans la région postérieure de la cavité thoracique, le poumon s'arrête au milieu du onzième espace intercostal, tandis que la plèvre se réfléchit sur le diaphragme vers la douzième côte. Dans ce point où s'enfonce le cul-de-sac pleural, le diaphragme seul sépare la cavité thoracique de la cavité abdominale.

Cette dernière cavité nous présente les rapports des principaux organes de la région sus-ombilicale : le lobe gauche du foie, sur lequel se moule le diaphragme, recouvrant le grand cul-de-sac de l'estomac et le côlon descendant; la rate fixée en arrière de l'estomac par le repli gastro-splénique du péritoine, et assez éloignée des parois costales; le pancréas en dehors de l'épiploon gastro-colique; enfin les rapports de tous ces organes avec le diaphragme. Le rein gauche, appuyé sur le muscle carré des lombes, répond à la douzième côte et n'est pas très-éloigné du cul-de-sac inférieur et postérieur de la plèvre.

Le reste de l'abdomen est rempli par les circonvolutions de l'intestin grêle qui n'ont pas été représentées. Dans l'état normal, il n'existe pas de vide entre les divers organes dont les parois viennent toujours se mettre au contact.

EXPLICATION DE LA PLANCHE VI.

A. Poumon gauche au milieu duquel se voient de nombreuses ouvertures de vaisseaux et de bronches.
B. Ventricule gauche distendu par la matière à injection.
C. Foie, lobe moyen ou lobe gauche.
D. Estomac.
E. Rate.
G. Rein gauche entouré de graisse.
H. Côlon descendant.
I. Pancréas.
K. Clavicule gauche.
L. Muscle sous-clavier.
M. Veine sous-clavière.
N. Artère sous-clavière.
O. Muscle grand pectoral.
P. Nerfs du plexus brachial.
R. Cul-de-sac postérieur de la plèvre.
S. Muscle trapèze.
T. Médiastin antérieur.
U. Péricarde.
V. Parois du ventricule gauche.
X. Première côte coupée obliquement dans sa partie moyenne.
Y. Cartilage de la huitième côte.
Z. Douzième côte.
a. Muscle rhomboïde.
b. Muscle angulaire de l'omoplate.
d. Muscle diaphragme.
e. Muscle grand-dorsal.
f. Muscle petit dentelé inférieur.
g. Muscles sacro-lombaire et long dorsal
h. Muscle grand oblique.
i. Muscles intercostaux internes et externes.
m. Muscle petit pectoral.
n. Muscle scalène antérieur.
p. Deuxième côte.
q. Muscle scalène postérieur.
r. Muscle carré des lombes.
s. Épiploon gastro-colique.
t. Épiploon gastro-splénique.

PLANCHE SEPTIÈME.

RÉGIONS DU THORAX ET DE L'ABDOMEN.

Section verticale du thorax et de l'abdomen au niveau de la région mammaire droite sur une femme âgée de vingt-huit ans. La section a été faite depuis la deuxième côte en avant, au niveau de laquelle le sommet du thorax a été enlevé, et elle se termine à l'ombilic. Elle traverse ainsi le thorax et l'hypochondre droit.

Nous retrouvons ici la même disposition que nous avons signalée dans la planche précédente pour les parois du thorax, c'est-à-dire l'augmentation des espaces intercostaux supérieurs dans la région antérieure du thorax, et des espaces intercostaux inférieurs dans la région postérieure.

Cette coupe est destinée à montrer les rapports du poumon droit avec les parois thoraciques. Cet organe se termine sous forme d'un bord mince qui s'enfonce entre le foie et les côtes jusqu'au milieu du septième espace intercostal en avant, tandis qu'en arrière il arrive au milieu du neuvième espace intercostal. La plèvre, en se réfléchissant sur le diaphragme, forme deux culs-de-sac qui s'enfoncent entre le foie et les parois thoraciques séparés par le diaphragme, et qui se terminent en avant au milieu du huitième espace intercostal et en arrière au niveau de la dixième côte. Il est à remarquer que cette terminaison du poumon et de la plèvre se fait sur un même plan horizontal à la région antérieure et à la région postérieure. Il en résulte que, dans cette région latérale du thorax, les plaies pénétrantes de poitrine intéressent les mêmes organes lorsqu'elles ont lieu au même niveau, à la région antérieure et à la région postérieure, quoiqu'elles ne correspondent pas aux mêmes espaces intercostaux. En effet, si à la partie supérieure du thorax une ligne horizontale passe à travers la portion antérieure de la deuxième côte, et en arrière à travers la troisième côte, à la partie inférieure, la même ligne horizontale rencontre en avant le cartilage de la huitième côte, et en arrière la onzième côte.

Le muscle diaphragme forme une courbe régulière qui se moule sur la face convexe du foie. Une ligne horizontale passant par le sommet de cette courbe correspond en avant à la sixième côte et en arrière à la neuvième. Ainsi que nous l'avons déjà indiqué, cette situation élevée du foie est en rapport avec l'état cadavérique, le poumon étant dans l'état d'expiration le plus complet. Le bord tranchant du foie vient se terminer au niveau de l'ombilic, et était en rapport dans ce point avec le côlon transverse qui n'a pas été représenté. Enfin le rein droit est en rapport médiatement avec la douzième côte et entièrement recouvert par le foie.

Il est intéressant de comparer maintenant la situation des organes qui se trouvent à la fois dans cette région latérale droite du thorax et dans la région latérale gauche que nous venons d'examiner.

Le médiastin antérieur ne se prolonge pas dans cette région du côté droit; aussi le bord antérieur du poumon descend plus bas : il y a une différence de la troisième côte à la septième; en arrière, la distance où s'arrête cet organe est exactement la même pour les deux côtes. On trouve nécessairement le même rapport pour la plèvre. Le muscle diaphragme offre une convexité plus grande à droite, mais il ne remonte pas plus haut de ce côté, où son niveau répond en avant à la sixième côte, en arrière à la neuvième; tandis que du côté gauche il répond en avant à la cinquième côte et en arrière à la dixième. Enfin, la cavité abdominale est entièrement occupée à droite par le foie, tandis que du côté gauche nous trouvons la plupart des organes splanchniques qui remplissent cette cavité.

EXPLICATION DE LA PLANCHE VII.

A. Poumon droit au milieu duquel se voient des vaisseaux et des bronches coupés.
B. Lobe droit du foie.
C. Rein droit.
D. Mamelles.
E. Muscle grand pectoral.
F. Muscle petit pectoral.
G. Muscle diaphragme.
H. Muscle trapèze.
I. Veines de la substance du foie.
K. Cul-de-sac antérieur de la plèvre.
L. Cul-de-sac postérieur de la plèvre.
M. Muscles intercostaux internes et externes.
N. Muscle grand dorsal.
O. Portion antérieure de la deuxième côte.
P. Douzième côte.
R. Muscle grand oblique.
S. Muscle transverse.
T. Muscle petit oblique.
U. Cartilage de la dixième côte.
V. Muscle rhomboïde.
X. Partie postérieure de la troisième côte.
Y. Muscle carré des lombes.
Z. Onzième côte.

PLANCHE HUITIÈME.

RÉGION DE L'ABDOMEN.

Section verticale et latérale de l'abdomen faite à travers les deux hypochondres sur une femme âgée de vingt ans. La coupe a partagé l'abdomen un peu obliquement en deux segments, l'un antérieur, l'autre postérieur, dans lequel le corps des premières vertèbres lombaires est intéressé. Ce segment postérieur comprend tous les organes contenus dans les deux régions sus et sous-ombilicales.

Cette grande cavité abdominale est encore protégée sur les côtés, dans une certaine étendue, par les côtes, et la limite entre la cavité thoracique et l'abdomen correspond ici à la sixième côte à droite, et à la septième du côté gauche. Si l'on compare la capacité du côté droit de cette région avec l'autre côté, on voit que ce dernier présente un diamètre transverse moindre d'environ 2 centimètres.

Le point où se termine le cul-de-sac latéral de la plèvre qui se trouve de chaque côté sur une ligne à peu près horizontale, répond à la neuvième côte. Mais il est important de noter le rapport médiat qu'affecte dans ce point la plèvre avec les organes abdominaux. Le foie et l'estomac sont compris entièrement dans ce rapport, et il est facile de voir que les plaies pénétrantes de l'abdomen ayant une direction horizontale et traversant ces organes, intéresseraient ainsi la cavité pleurale.

Le foie occupe ici tout le diamètre transverse de l'abdomen; son lobe droit est en rapport en dedans avec la veine cave inférieure au moment où elle reçoit la veine sus-hépatique; en dehors il est en rapport avec les parois costales. Il s'étend en hauteur depuis la sixième côte jusqu'à la onzième, où sa pointe recouvre le côlon ascendant et le rein droit. Le petit lobe de Spieghel, situé en avant des piliers du diaphragme, est en rapport immédiat du côté droit avec la veine cave inférieure, et du côté gauche avec l'œsophage; son extrémité inférieure répond à l'artère aorte au moment où elle sort entre les piliers du diaphragme. Enfin, le lobe gauche repose sur le grand cul-de-sac de l'estomac, sa grosse extrémité répond au cardia, et sa pointe vient s'appliquer contre les parois thoraciques au niveau de la sixième côte.

L'estomac est ouvert au niveau du grand cul-de-sac; en dehors il répond aux huitième, neuvième côtes et à leurs espaces intercostaux; en bas il repose sur le côlon descendant, le pancréas, la capsule surrénale gauche; en haut il se moule sur la face inférieure du lobe gauche du foie. L'œsophage, qui est en partie ouvert, passe entre le lobe moyen et le petit lobe du foie; en avant de l'artère aorte enveloppée par les piliers du diaphragme, il est rapproché de la veine cave inférieure au moment où il traverse ce muscle.

Le diaphragme limite toute cette région supérieure de l'abdomen; sa courbure, au niveau de la sixième côte, est presque horizontale, et, à partir de la septième côte, il est immédiatement appliqué contre les parois thoraciques, dont le sépare le prolongement de la plèvre. Sur la ligne médiane, il est traversé par l'œsophage et la veine cave inférieure.

En avant de la colonne vertébrale, l'artère aorte apparait coupée obliquement au moment où elle sort entre les piliers du diaphragme pour venir se mettre en rapport avec la veine cave inférieure; celle-ci recouvre en partie le pilier droit du diaphragme.

Enfin, on voit d'une manière bien nette la différence de hauteur et les rapports de chaque rein accolés aux muscles psoas. Le côlon transverse n'affecte pas une direction tout à fait transversale; le côlon descendant est plus élevé que le côlon ascendant; mais, répondant au grand cul-de-sac de l'estomac, il peut varier suivant l'état de plénitude ou de vacuité de cet organe.

EXPLICATION DE LA PLANCHE VIII.

A. Lobe droit du foie.
B. Lobe gauche ou lobe moyen du foie.
C. Grand cul-de-sac de l'estomac.
D. Rein gauche.
E. Œsophage ouvert après son passage à travers le diaphragme.
F. Artère aorte coupée obliquement à son passage entre les deux piliers du diaphragme.
G. Base du poumon droit.
H. Veine cave inférieure au moment où elle reçoit la veine sus-hépatique.
I. Petit lobe du foie ou lobule de Spieghel.
K. Capsule surrénale gauche.
L. Pancréas.
M. Mamelles.
N. Piliers du diaphragme.
O. Muscles psoas.
P. Troisième vertèbre lombaire.
R. Rein droit.
S. Côlon descendant.
T. Vaisseaux du hile du rein.
U. Ramifications de la veine sus-hépatique.
V. Base du poumon gauche.
X. Muscle diaphragme.
Y. Artère rénale.
Z. Veine rénale.
a. Cinquième côte du côté droit.
b. Sixième côte du côté gauche.
d. Dixième côte droite.
e. Onzième côte gauche.
f. Muscle grand pectoral.
g. Muscle grand oblique.
h. Terminaison du cul-de-sac latéral de la plèvre.
m. Muscles intercostaux internes et externes.
n. Côlon ascendant.

PLANCHE NEUVIÈME.

RÉGION DE L'ABDOMEN.

Section horizontale de l'abdomen dans la région épigastrique, faite à travers la pointe de l'appendice xiphoïde du sternum et la [illegible] vertèbre dorsale, sur un homme âgé de trente-cinq ans.

Nous retrouvons ici, comme au thorax, ce défaut de symétrie entre le côté droit et le côté gauche de la cavité abdominale. La capacité de ce dernier côté est bien moins développée dans le sens antéro-postérieur : le diamètre est de 17 centim. pour le côté droit, et de 15 centim. seulement à gauche; dans le sens transversal, la capacité des deux côtés est la même.

Trois organes principaux remplissent cette région : le foie, l'estomac et la rate; le premier occupe à lui seul toute la moitié droite de la région. Cette coupe montre d'une manière précise les rapports de ces organes, et principalement la disposition qu'affecte autour d'eux le péritoine et ses replis qui les réunissent les uns aux autres. C'est la figure classique que l'on emploie pour représenter le péritoine dans la région sus-ombilicale. On peut considérer cette membrane comme formant deux loges : l'une commune au foie, à l'estomac et à la rate, c'est la cavité péritonéale proprement dite; l'autre, incluse dans la première et en rapport avec la face postérieure de l'estomac, le petit lobe du foie, une portion de la rate, et formant l'arrière-cavité des épiploons.

Le lobe droit du foie et le petit lobe de Spieghel ont été principalement intéressés dans cette coupe; le premier occupe toute la moitié droite de l'abdomen et est en rapport avec les côtes, contre lesquelles il s'appuie, depuis le cartilage de la sixième jusqu'à la onzième côte. Le lobe gauche ou moyen, indiqué par l'attache du ligament falciforme, est en rapport avec la face postérieure de l'appendice xiphoïde et les cartilages des sixième et septième côtes. Le petit lobe de Spieghel, séparé du lobe moyen par l'insertion de l'épiploon gastro-hépatique, répond médiatement à la colonne vertébrale, et en dedans à l'artère aorte. En arrière se voit la veine cave inférieure dans le sillon qui lui donne passage, entourée par le tissu cellulaire qui double le ligament coronaire du foie.

L'estomac, coupé au niveau de son grand cul-de-sac, apparaît au milieu de la cavité péritonéale, maintenu seulement par les deux replis gastro-hépatique et gastro-splénique qui l'unissent au foie et à la rate. Il répond aux sixième et septième côtes, et à leurs espaces intercostaux. La rate occupe toute la région postérieure de ce segment, appliquée contre les côtes, depuis la huitième jusqu'à la onzième, embrassant la région postérieure de l'estomac, et fixée dans la cavité péritonéale seulement par le repli gastro-splénique de l'épiploon.

En dedans de la ceinture osseuse que forment les côtes, nous trouvons ici le diaphragme enveloppant toute cette région et séparant, dans une certaine étendue importante à noter, la cavité péritonéale de la cavité pleurale. La plèvre se prolonge seulement de la onzième côte à la partie antérieure de la septième côte. D'après cette disposition, les plaies pénétrantes de l'abdomen, qui dans ce point peuvent intéresser le foie, la rate et une très petite région de l'estomac, traversent à la fois la partie inférieure de la cavité thoracique, et intéressent seulement sa membrane séreuse.

Enfin l'artère aorte est accolée à la colonne vertébrale, un peu sur le côté gauche de la onzième vertèbre dorsale, encore recouverte dans ce point par le muscle diaphragme.

EXPLICATION DE LA PLANCHE IX.

A. Lobe droit du foie.
B. Grand cul-de-sac de l'estomac.
C. Rate.
D. Onzième vertèbre dorsale.
E. Appendice xiphoïde du sternum
G. Moelle épinière.
H Artère aorte.
I. Veine cave inférieure à son passage derrière le foie.
K. Petit lobe du foie, lobule de Spieghel.
L. Épiploon gastro-hépatique.
M. Épiploon gastro-splénique.
N. Insertion du ligament coronaire du foie.
O. Onzième côte.
P. Cartilage de la septième côte.
R. Cartilage de la sixième côte.
S. Sixième côte.
T. Muscles intercostaux internes et externes.
U. Muscle diaphragme.
V. Muscle droit.
X. Masse commune des muscles spinaux.
Y. Apophyse épineuse de la dixième vertèbre dorsale.
Z. Muscle grand dorsal.
a. Ligament falciforme ou suspenseur du foie.
b. Cavité pleurale.
d. Terminaison de la plèvre au niveau de la septième côte.
e. Muscle grand dentelé.
f. Muscle grand oblique
g. Lobe moyen du foie.

PLANCHE DIXIÈME.

RÉGION DU BASSIN.

Section horizontale du bassin sur une femme âgée de vingt ans. La coupe, pratiquée à un centimètre au-dessus du pubis, traverse l'os iliaque vers le milieu de l'articulation coxo-fémorale, et passe au niveau des sommets de la vessie et de l'utérus, dont le corps a été un peu intéressé.

On est frappé, en examinant cette figure, du rapport qu'affectent les principaux organes du bassin entourés par ces masses musculaires énormes qui existent au niveau de l'articulation de la hanche; il faut que les instruments qui traversent la paroi antérieure de l'abdomen soient dirigés obliquement vers le fond de cette cavité pour blesser la vessie, l'utérus ou le rectum. Le diamètre transverse ou bis-iliaque du bassin donne ici 118 millim. d'une cavité cotyloïde à l'autre.

La vessie, peu distendue sur ce sujet, remontait très peu, comme on le voit, au-dessus du pubis. Sa forme n'est pas arrondie régulièrement; sa face antérieure près du sommet est distante du péritoine de 1 centimètre, et il y a un peu plus de 4 centimètres entre cette même paroi et les téguments extérieurs. Son diamètre antéro-postérieur est de 4 centimètres; transversalement, elle mesure 8 centimètres et demi.

En arrière, l'utérus est accolé à la face postérieure de la vessie; son corps, le ligament rond et la trompe du côté droit, longent cette même paroi. Cet organe présente une déviation dans sa situation, comme cela s'observe si souvent sur le cadavre. Le corps, fortement incliné à gauche, répond à la cavité cotyloïde du même côté; la déviation est telle que le corps de l'utérus occupe tout le côté gauche du petit bassin. Outre cette déviation latérale, il existe une flexion du corps, en avant, assez considérable. La distance qui sépare la face antérieure de l'utérus de la paroi abdominale, environ 7 centimètres, montre qu'il faut déprimer assez profondément cette paroi pour explorer l'organe utérin, et rend compte de la difficulté de l'application et du peu d'action des bandages hypogastriques destinés à le refouler en arrière dans l'antéflexion ou dans l'antéversion. Le changement de direction entre le col et le corps utérin forme une saillie assez considérable qui a refoulé à droite le rectum, et s'est logée au côté gauche entre cet organe et la paroi du petit bassin. Dans le côté droit de cette cavité, nous voyons les annexes de l'utérus dans leur ordre de superposition normale : le ligament rond, au-dessous la trompe utérine, et, tout à fait en arrière et en dehors, l'ovaire.

Le rectum n'est pas situé tout à fait sur la ligne médiane, il est refoulé un peu à droite du sacrum, très distendu par les matières qu'il renferme. Il est en rapport, par sa face antérieure, seulement avec le col de l'utérus, séparé par un tissu cellulo-fibreux assez dense dont on peut apprécier ici l'épaisseur. Le péritoine enveloppe l'intestin, excepté dans la partie adhérente au sacrum.

Il n'existe de paroi osseuse que sur les côtés de cette région : tout à l'entour sont groupés les muscles de la partie supérieure de la hanche, qui protégent les organes de l'intérieur du bassin; cependant, en arrière, un instrument assez large pourrait traverser entre le sacrum et la cavité cotyloïde, et pénétrer dans le bassin au niveau du ligament sacro-sciatique. Dans ce point, les parties molles offrent, en arrière seulement, une épaisseur de 3 centim. qui permettrait d'arriver sur l'intestin rectum.

Dans cette région, en avant du muscle petit oblique, se voit le canal inguinal, réduit chez la femme à un très petit diamètre, et situé à 4 centim. et demi en dehors de la ligne médiane. Les vaisseaux fémoraux reposent sur le muscle psoas, et, au point de vue de la ligature de l'artère fémorale, ce vaisseau est situé à égale distance de la ligne médiane et de la région externe de la hanche.

EXPLICATION DE LA PLANCHE X.

A. Sommet de la vessie.
B. Angle de réunion du corps avec le col de l'utérus.
C. Rectum.
D. Sacrum.
E. Tête du fémur.
F. Muscle grand fessier.
G. Cavité cotyloïde.
H. Ovaire droit.
I. Ligament rond.
J. Trompe utérine
K. Tissu fibreux entre le rectum et le col utérin.
L. Ligament large du côté droit.
M. Corps de l'utérus coupé.
N. Péritoine.
O. Veine fémorale.
P. Artère fémorale
Q. Nerf sciatique.
R. Capsule fibreuse de l'articulation coxo-fémorale.
S. Muscle moyen fessier.
T. Muscle petit fessier.
U. Muscle fascia lata.
V. Muscle couturier.
X. Muscle droit antérieur.
Y. Muscle iliaque.
Z. Muscle psoas.
a. Nerf crural.
b. Artère et veine épigastriques.
c. Ganglions lymphatiques.
d. Muscle pyramidal.
e. Muscle droit de l'abdomen.
f. Muscle petit oblique.
g. Muscle obturateur interne.
h. Muscle releveur de l'anus.
i. Canal inguinal.
j. Ligament sacro-sciatique.
k. Muscle jumeau supérieur.
l. Vaisseaux fessiers.
m. Aponévrose du grand oblique.
n. Méso-rectum.

PLANCHE ONZIÈME.

RÉGION DU BASSIN.

Section horizontale du bassin à travers la partie moyenne du pubis, sur un homme âgé de trente-cinq ans.

La cavité du petit bassin offre des dimensions bien plus petites sur cette coupe, si on la compare à la planche précédente, tout en tenant compte qu'elle a été faite sur un homme. Les parois sont en partie formées en avant par le muscle obturateur interne, en arrière par le releveur de l'anus et le muscle ischio-coccygien. En dehors de ce dernier muscle se trouve la masse de tissu cellulo-graisseux qui remplit la fosse ischio-rectale, limitée en arrière par le muscle grand fessier, en dedans par le releveur de l'anus, en avant par le muscle obturateur interne.

Le centre de la région est occupé par la vessie, entièrement environnée à ce niveau par du tissu cellulaire. Sa figure offre une régularité parfaite; elle est circulaire, offrant à son centre l'ouverture du col de la vessie. Sa paroi antérieure est distante de la face postérieure du pubis de 1 centim. et demi, et de la paroi abdominale de 4 centim. et demi; mais ce dernier rapport est moins important, à cause de la protection que le pubis offre dans ce point à cet organe.

La capacité de ce réservoir était assez grande, car sur les côtés ses parois viennent se mettre presque en rapport avec le muscle obturateur interne. La mesure que l'on prendrait ici entre le col de la vessie et la face postérieure du pubis n'offrirait pas une exactitude parfaite, l'orifice de l'urèthre étant situé sur un plan plus profond que le niveau où a été faite la coupe de la symphyse pubienne.

Les deux vésicules séminales sont presque accolées à la face postérieure de la vessie. Elles sont très éloignées l'une de l'autre, ayant été coupées vers leur partie supérieure dans le point où elles laissent un espace triangulaire à base supérieure, où le rectum vient se mettre médiatement en rapport avec le bas-fond de la vessie. Leur distance est encore trop considérable de cet intestin pour que l'on puisse agir sur elles à travers ses parois.

Le rectum est à peine distendu, il est situé sur la ligne médiane, accolé à l'extrémité inférieure du sacrum. Le rapport qu'il affecte avec le bas-fond de la vessie est assez éloigné : sa paroi antérieure est aussi distante de cet organe que sa paroi postérieure l'est des téguments extérieurs, et il suffirait de traverser une épaisseur de 18 millim. seulement pour arriver en arrière sur l'intestin au-devant du sacrum.

Cette disposition anatomique, l'absence du danger de blesser le péritoine, la hauteur à laquelle se trouve l'intestin, puisqu'il correspond ici à la partie moyenne de la vessie et au sommet des vésicules séminales, m'ont fait rechercher si l'on pourrait pratiquement aller à la recherche de l'extrémité inférieure du rectum dans cette région pour en pratiquer l'extirpation.

J'ai décrit, ou plutôt j'ai indiqué cette opération dans mon introduction; on peut voir ici avec quelle facilité on arrive à l'intestin en incisant sur un des côtés du sacrum l'insertion fibreuse du muscle grand fessier, le muscle releveur de l'anus et son aponévrose. Au fond de l'incision, en se reportant vers la ligne médiane, se trouve le rectum au milieu d'un tissu cellulaire abondant.

L'ensemble de cette figure présente une forme elliptique très allongée, due à la présence de l'articulation de la hanche; la section passe par le sommet du grand trochanter. Cette coupe transversale de l'articulation coxo-fémorale montre bien le trajet de la séreuse articulaire autour de la tête du fémur, se prolongeant sur le col à la partie antérieure, tandis qu'elle s'arrête à la base de la tête à la partie postérieure. Les muscles qui entourent cette articulation sont peu volumineux, étant coupés à leur extrémité supérieure.

L'artère fémorale, dans ce point, est encore assez distante du bord interne du muscle couturier, elle repose sur le muscle psoas. Il existe entre elle et la veine une certaine épaisseur de tissu cellulaire qui est appréciable sur cette coupe horizontale.

EXPLICATION DE LA PLANCHE XI.

A. Vessie.
B. Orifice du col de la vessie vu au fond de cette cavité.
C. Rectum.
D. Sacrum.
E. Tête du fémur.
F. Muscle grand fessier.
G. Cavité cotyloïde.
H. Pubis.
I. Symphyse pubienne.
J. Vésicules séminales.
K. Muscles releveur de l'anus et ischio-coccygien.
L. Muscle obturateur interne.
M. Col du fémur.
N. Grand trochanter.
O. Veine fémorale.
P. Artère fémorale.
Q. Nerf sciatique.
R. Capsule fibreuse de l'articulation coxo-fémorale.
S. Muscle moyen fessier.
T. Muscle pectiné.
U. Muscle *fascia lata*.
V. Muscle couturier.
X. Muscle droit antérieur
Y. Muscle iliaque.
Z. Muscle psoas.
a. Nerf crural.
b. Muscles jumeaux et muscle obturateur interne réfléchis.
d. Cavité de l'articulation coxo-fémorale.
e. Aponévrose du muscle releveur de l'anus autour du rectum.
f. Vaisseaux et nerf obturateurs.
g. Paroi musculeuse de la vessie.
h. Muscle droit de l'abdomen.

PLANCHE DOUZIÈME.

RÉGION DU PÉRINÉE.

Section horizontale du périnée faite à la partie inférieure du pubis au travers de la prostate, sur un homme âgé de trente-cinq ans.

La région inférieure du petit bassin présente ici une très petite étendue dans le sens transversal : elle offre, comme parois osseuses, le pubis en avant, le sacrum en arrière et la pointe de l'ischion sur les côtés. Les muscles releveur de l'anus et ischio-coccygien, et les feuillets aponévrotiques qui les doublent, circonscrivent la région périnéale et les organes qu'elle renferme. En dehors de ces muscles existe un vaste espace rempli de tissu cellulaire, constituant en arrière la loge ischio-rectale et se prolongeant en avant jusque derrière le pubis; disposition qui explique le décollement facile de ces muscles lorsque des abcès viennent à se développer dans ces parties. Le diamètre antéro-postérieur de toute la région est augmenté par la présence de la racine de la verge en avant du pubis. Sur les côtés, des masses musculaires énormes viennent s'insérer au pubis, à l'ischion, au grand trochanter, et appartiennent à la région de la hanche.

La prostate occupe le centre du périnée; elle est située à 2 centim. et demi en arrière du pubis, et à une égale distance du rectum. Son rapport le plus immédiat est avec les vésicules séminales qui lui sont accolées en arrière. Elle est traversée par l'urèthre au niveau de son tiers antérieur. Une certaine épaisseur de tissu cellulaire l'isole au milieu de la loge de l'aponévrose pelvienne qui revêt le muscle releveur de l'anus. Un plexus veineux abondant entoure dans cette région la prostate en avant et sur ses faces latérales. Au point de vue de l'opération de la lithotomie, le diamètre antéro-postérieur de cette glande, pris du milieu de l'urèthre, mesure 16 millim.; le plus grand diamètre oblique, 18 millim.; enfin son diamètre transversal est de 30 millim. On peut prendre ces mesures comme représentant les dimensions de la prostate chez l'adulte.

Les vésicules séminales sont très rapprochées l'une de l'autre au niveau de cette coupe, c'est le point où elles vont traverser la prostate; leur situation oblique fait que la section les a intéressées suivant un assez grand diamètre. Elles sont distantes d'environ 1 centimètre du rectum; cette distance est assez petite pour permettre aux instruments, en dilatant cet organe, de venir comprimer ces vésicules au niveau de la naissance du conduit éjaculateur, et pour que le chirurgien puisse constater par le toucher leurs altérations morbides.

Le rectum, entièrement fixé par l'aponévrose du muscle releveur de l'anus, est ici d'un petit volume, à cause de son état de vacuite. Il faudrait le distendre assez avec le doigt pour déprimer les parties molles qui le séparent de la prostate, et venir toucher cette glande, qui est à 2 centim. de sa paroi antérieure. Cet éloignement et le tissu cellulaire qui l'entoure, démontrent une plus grande facilité pour l'opération de l'extirpation de l'extrémité inférieure du rectum, quand cet organe est complétement vide, et la nécessité de suivre avec le plus grand soin la face antérieure de l'intestin avec les instruments, pour ne pas blesser les vésicules séminales ou la prostate lorsqu'on attaque le rectum par sa partie postérieure. Dans cette dernière opération, on peut voir la petite épaisseur des parties molles qui séparent l'intestin des téguments extérieurs, seulement 25 millim.

A la partie antérieure de cette région, les corps caverneux de la verge sont coupés au niveau de leur courbure. Accolé à leur côté postérieur, le canal inguinal, peu distant de la ligne médiane, renferme les éléments du cordon après leur sortie de l'anneau inguinal externe. Le canal déférent est placé au centre, l'artère spermatique en avant et en dedans. Sur les côtés, la région de la hanche nous présente la plupart des muscles de la cuisse coupés au-dessous de l'articulation coxo-fémorale. Les vaisseaux principaux sont ainsi disposés : l'artère fémorale profonde a déjà pris naissance, elle est placée en dehors et un peu en arrière de l'artère fémorale accolée à sa veine principale.

EXPLICATION DE LA PLANCHE XII.

A. Prostate.
B. Orifice de l'urèthre.
C. Rectum
D. Sacrum.
E. Tête du fémur
F. Muscle grand fessier
G. Ischion.
H. Pubis.
I. Aponévrose obturatrice.
J. Vésicules séminales.
K. Muscle releveur de l'anus.
L. Muscle obturateur interne.
M. Col du fémur.
N. Grand trochanter.
O. Veine fémorale.
P. Artère fémorale.
Q. Nerf sciatique.
R. Capsule fibreuse de l'articulation coxo-fémorale.
S. Artère fémorale profonde.
T. Muscle pectiné.
U. Muscle fascia lata.
V. Muscle couturier.
X. Muscle droit antérieur.
Y. Muscle psoas iliaque.
Z. Muscle moyen fessier.
a. Nerf crural.
b. Muscles jumeaux.
d. Plexus veineux autour de la prostate.
e. Aponévrose du releveur de l'anus enveloppant le rectum et le plexus veineux de Santorini.
f. Symphyse du pubis.
g. Corps caverneux de la verge.
h. Éléments du cordon dans le canal inguinal.
i. Ganglions lymphatiques.
m. Muscle droit interne.
n. Muscle second ou petit adducteur.
p. Faisceau supérieur du muscle grand adducteur.
q. Muscle premier ou moyen adducteur.
r. Muscle obturateur externe.
t. Racine de la verge.

PLANCHE TREIZIÈME.

RÉGION DU PÉRINÉE.

FIGURE Ire.

Section verticale antéro-postérieure faite au milieu de la région du périnée, sur un homme âgé de vingt-cinq ans.

La vessie, peu distendue, entièrement cachée derrière la symphyse du pubis, offrait sur ce sujet des parois assez épaisses. Elle est recouverte, en arrière seulement, par le péritoine, qui se réfléchit en avant derrière les muscles abdominaux, au niveau du sommet de la symphyse pubienne. En arrière cette membrane descend entre le rectum et la vessie pour former un cul-de-sac, dont la distance de la région périnéale est importante à connaître pour les opérations qui se pratiquent sur le rectum et sur le bas-fond de la vessie. La distance de ce cul-de-sac recto-vésical est de 7 cent. 8 mill Derrière le péritoine s'appliquent les anses de l'intestin grêle qui n'ont pas été représentées ici.

J'ai décrit, dans les considérations générales, la direction, la forme, la longueur du canal de l'urèthre, examiné et comparé dans les différentes planches que j'ai représentées; je donne ici seulement l'explication détaillée de chaque figure étudiée isolément.

La courbure du canal de l'urèthre, à l'union de la portion ascendante avec la portion descendante, offre un assez grand rayon, la verge n'étant pas complétement abaissée. Si l'on cherche le point le plus rapproché de ce canal à l'extrémité inférieure du pubis, on voit qu'il correspond au commencement de sa dilatation, située au niveau du bulbe, et qui est distante de 12 mill. C'est dans ce point que le bec de la sonde vient arc-bouter contre le pubis. Son orifice vésical, ou le col de la vessie, est à 3 cent. et demi derrière le pubis.

La longueur de ce canal, en tenant compte de ses courbures depuis le méat jusque derrière la prostate, est de 17 cent. 5 mill. Dans cette mesure, la portion prostatique offre 26 mill., la portion musculo-membraneuse 12 mill., et la portion spongieuse 137 mill. Au point de vue de l'opération de la taille, la portion membraneuse de l'urèthre est éloignée de 32 mill. du périnée.

Les différentes régions de ce canal sont situées dans un même plan, puisqu'elles ont été toutes intéressées dans la section; cette disposition est conforme à celle que mon ancien maître à l'amphithéâtre des hôpitaux, M. le docteur Sappey, a constamment observée, et qu'il a décrite dans ses recherches si exactes *Sur la conformation extérieure et la structure de l'urèthre de l'homme*, 1854.

La prostate mesure une assez grande étendue le long de la première portion de l'urèthre, 2 cent. 8 mill., tandis qu'elle offre une épaisseur peu considérable, 5 mill. A la partie antérieure, l'urèthre est embrassé par un tissu fibreux très dense qui se continue avec la prostate, et dont il était impossible ici de rechercher la structure intime. En arrière, l'extrémité antérieure de la vésicule séminale gauche traverse cette glande et repose sur la face antérieure du rectum.

Le rectum était considérablement distendu sur ce sujet, mais toute son extrémité inférieure, qui est entourée de muscles, est rétrécie au niveau de l'anus. Il résulte de cette disposition une limite bien marquée entre ces deux parties de l'intestin, l'une appartenant au rectum, l'autre constituant l'ampoule anale et se terminant à l'anus. Les déductions physiologiques et pathologiques qui sont en rapport avec cette disposition anatomique ont été exposées avec un très grand soin, au point de vue pratique, par mon excellent maître M. le baron Philippe Boyer, chirurgien de l'Hôtel-Dieu, dans ses notes au *Traité des maladies chirurgicales*. En arrière, le rectum suit la courbure du sacrum concave en avant, et, au niveau de la partie moyenne de la prostate, il s'infléchit en arrière. Il est recouvert en avant par le péritoine; cette portion est distante de l'anus de 6 cent. 8 mill., ce qui offre une assez grande étendue pour l'extirpation de cet organe. En arrière, le petit espace qui sépare sa face antérieure des vésicules séminales et de la prostate permet de les explorer par le toucher rectal. Enfin, la distance qui existe entre le rectum et le bulbe de l'urèthre, qui mesure le diamètre antéro-postérieur du périnée, est seulement de 1 cent. et demi.

FIGURE II.

Section verticale antéro-postérieure faite au milieu de la région du périnée, sur un homme âgé de quarante ans.

Je ne reviendrai pas sur les considérations anatomiques qui sont communes à ces deux figures; j'indiquerai seulement les différences qui existent dans les dimensions des différentes parties et les modifications que l'âge a pu apporter dans certains rapports.

La vessie est très développée, et cependant elle est entièrement cachée derrière la symphyse pubienne; on voit le danger qu'il y aurait ici à pratiquer la ponction hypogastrique, le cul-de-sac antérieur du péritoine venant se réfléchir sur le sommet du pubis. Le bas-fond de ce réservoir s'enfonce dans l'excavation du petit bassin, en formant une cavité dans laquelle la sonde aurait beaucoup de peine à reconnaître les calculs, à cause de la profondeur qui éloigne cette partie du col de la vessie. En arrière, le repli péritonéal recto-vésical est distant du périnée de 6 cent. et demi.

La portion ascendante ou pénienne du canal de l'urèthre s'unit à la portion descendante sous-pubienne sous un angle assez aigu; le point le plus rapproché de la symphyse pubienne correspond au commencement de la portion musculo-membraneuse : il est à 18 mill. L'orifice vésical, ou le col de la vessie, est à 2 cent. et demi derrière le pubis.

La longueur totale du canal de l'urèthre est de 17 cent. Dans cette mesure, la portion prostatique offre 18 mill., la portion musculo-membraneuse 19 mill., et la portion spongieuse 13 cent. 3 mill. La portion musculo-membraneuse de l'urèthre est éloignée de 3 cent. et demi du périnée.

Le diamètre antéro-postérieur de la prostate est de 2 cent., son épaisseur de 1 cent., ce qui donne à cette glande un volume double de celui de la prostate de la figure précédente et en rapport avec l'âge plus avancé du sujet.

La portion du rectum qui est recouverte par le péritoine est distante de l'anus de 6 cent. Enfin, la distance qui existe entre le rectum et le bulbe de l'urèthre, et qui mesure le diamètre du périnée, est de 1 cent. 7 mill.

Toute la face postérieure du rectum, depuis l'anus jusqu'au coccyx, offre une grande étendue, 6 cent. et demi, ce qui permettrait d'attaquer facilement l'intestin par sa partie postérieure; il y aurait même danger ici d'arriver sur le cul-de-sac recto-vésical du péritoine en avant, qui est moins éloigné de l'anus, à cause de la courbure très prononcée que présente l'extrémité inférieure du rectum. En arrière, au contraire, le péritoine remonte à une distance considérable de l'anus, plus de 10 cent., ce qui donne toute sécurité à l'opérateur.

EXPLICATION DE LA PLANCHE XIII.

Les lettres ont la même signification pour les deux figures.

A. Vessie.
B. Rectum.
C. Symphyse des pubis.
D. Ampoule anale.
E. Corps caverneux.
F. Bulbe de l'urèthre.
G. Tissu spongieux du gland.
H. Prostate.
I. Vésicule séminale.
K. Scrotum et testicule.
L. Fosse naviculaire et méat de l'urèthre.
M. Dilatation bulbaire du canal de l'urèthre
N. Cinquième vertèbre lombaire.
O. Coccyx.
P. Cul-de-sac recto-vésical du péritoine.
R. Repli vésical supérieur du péritoine
S. Muscle pyramidal.
T. Muscle droit.
U. Plexus veineux de Santorini.
V. Muscle releveur de l'anus.
X. Muscle sphincter interne.
Y. Muscle sphincter externe.
Z. Col de la vessie.
a. Muscle transverse superficiel du périnée.
b. Muscle transverse profond du périnée.
d. Fibres musculaires entourant la portion membraneuse de l'urèthre.
e. Muscle bulbo-caverneux.
f. Tissu fibreux en avant du col de la vessie.
g. Tunique musculeuse de la vessie.

PLANCHE QUATORZIÈME.

RÉGION DU PÉRINÉE.

Section verticale antéro-postérieure au milieu de la région du périnée, sur un homme âgé de vingt ans environ.

On a introduit dans l'urèthre une sonde courbe en gomme élastique, avant la congélation du cadavre, afin de montrer la direction que prend le canal dans l'opération du cathétérisme par la méthode ordinaire.

La vessie, distendue par l'urine, remonte au-dessus du pubis, et la distance entre cet os et le repli antérieur du péritoine est de 4 cent. et demi. C'est à l'obliquité générale de la vessie qu'il faut rapporter la possibilité de traverser sa paroi postérieure dans la ponction de cet organe, lorsqu'elle est faite trop en arrière. Sa capacité, mesurée d'une manière approximative, était de 1004 cent. cubes. En arrière, le cul-de-sac recto-vésical du péritoine est distant du périnée de 8 cent. 9 mill. : il semble ici que le développement de la vessie l'ait fait remonter.

L'urèthre nous présente une courbure régulière adaptée à celle de l'instrument qui le traverse. Cette nouvelle direction a donné à la courbure générale un plus grand rayon, mais elle n'a apporté de modifications que dans la portion mobile de l'urèthre, c'est-à-dire dans les deux portions spongieuse et musculo-membraneuse. La portion prostatique n'a nullement changé, comme on peut le voir en comparant dans les deux figures précédentes la direction normale de l'urèthre. Le point le plus rapproché de ce canal de la symphyse du pubis est à 1 cent. 1 mill., et correspond ici au sommet du bulbe. Le cathétérisme avec une sonde courbe n'a donc pas rapproché l'urèthre de la symphyse pubienne; cette opération a seulement effacé les courbures de ce canal. L'ouverture du col de la vessie est à 3 cent. 8 mill. derrière le pubis.

La longueur totale du canal est de 19 cent. et demi. La portion prostatique a 2 cent. et demi, la portion musculo-membraneuse 2 cent., et la portion spongieuse 15 cent.

Au point de vue de l'opération de la taille, quelle que soit la méthode employée, on place toujours dans l'urèthre une sonde courbe. On peut donc, sur cette figure, apprécier la distance qui existe entre les téguments extérieurs du périnée et la portion musculo-membraneuse du canal sur laquelle se pratique la première incision. Cette distance est ici de 3 cent. et demi. La direction oblique qu'il faut donner à l'incision périnéale pour atteindre la portion musculo-membraneuse de l'urèthre et la prostate, correspondrait à une ligne qui, partant du milieu du périnée, aboutirait sous la symphyse pubienne, traversant ainsi la région musculo-membraneuse de l'urèthre. Cette direction doit être suivie encore pour aller à la recherche de la partie antérieure de la prostate, lorsqu'on pratique l'opération de la taille par la méthode pré-rectale; sans cela le chirurgien est exposé à disséquer les tissus qui séparent le rectum de la portion postérieure de cette glande, et à dépasser le lieu d'élection de l'opération.

La prostate présente un diamètre longitudinal de 2 cent. sur 8 mill. d'épaisseur. Son sommet est situé à 3 cent. 3 mill. des téguments du périnée.

L'incurvation périnéale du rectum est ici peu marquée; la portion recouverte par le péritoine est à 8 cent. de l'anus. La distension de la vessie serait donc favorable dans l'extirpation du rectum en élevant la terminaison du cul-de-sac péritonéal; mais elle diminue la cloison recto-vésicale et doit augmenter le danger de léser les vésicules séminales et la vessie elle-même. Le diamètre du périnée entre la face antérieure du rectum et le bulbe est de 2 cent. et demi.

Si nous prenons les mesures de l'excavation pelvienne, on trouve pour le diamètre du petit bassin, de l'extrémité inférieure du pubis au sommet du coccyx, 10 cent., et pour le diamètre supérieur, du sommet du pubis à l'angle sacro-vertébral, 10 cent. 2 mill. Ces deux mesures, sensiblement les mêmes, correspondent à celles que l'on trouve chez la femme qui n'a pas eu d'enfants.

EXPLICATION DE LA PLANCHE XIV.

A. Vessie.
B. Prostate.
C. Rectum.
D. Sacrum.
E. Coccyx.
F. Testicule gauche.
G. Gland de la verge.
H. Corps caverneux de la verge.
I. Symphyse du pubis.
J. Vésicule séminale.
K. Muscle releveur de l'anus.
L. Sonde courbe introduite dans l'urèthre.
M. Plexus veineux de Santorini.
N. Muscle pyramidal.
O. Muscle droit de l'abdomen.
P. Corps spongieux de l'urèthre.
Q. Bulbe de l'urèthre.
R. Cul-de-sac recto-vésical du péritoine.
S. Ampoule anale.
T. Repli vésical supérieur du péritoine.
U. Muscle sphincter externe.
V. Muscle sphincter interne.
X. Tissu fibreux en avant du col de la vessie.
Y. Tunique musculeuse de la vessie.
a. Muscle transverse superficiel du périnée.
b. Muscle transverse profond du périnée, muscle transverso-uréthral.
d. Fibres musculaires entourant l'urèthre.
e. Muscle bulbo-caverneux.

PLANCHE QUINZIÈME.

RÉGION DU PÉRINÉE.

Section verticale antéro-postérieure faite au milieu de la région du périnée, sur un homme âgé de quarante ans.

On a introduit dans l'urèthre une sonde droite avant la congélation du cadavre, afin de montrer les rapports qu'affecte ce canal dans les opérations où l'on introduit des instruments droits dans la vessie.

Malgré l'état de distension de ce réservoir, dont la capacité, mesurée d'une manière approximative, était de 1513 cent. cubes, le sommet de la vessie remonte seulement de 3 cent. et 2 mill. au-dessus du pubis jusqu'à la réflexion du péritoine sur les parois abdominales. En arrière, elle s'enfonce dans le petit bassin et repose sur le rectum qu'elle refoule contre le coccyx. Dans ce point, le repli recto-vésical du péritoine est distant du périnée de 9 cent., distance plus considérable que si la vessie était dans l'état de vacuité, comme on le voit dans la planche XIII.

La nouvelle direction que la sonde droite a donnée à l'urèthre a éloigné ce canal de l'extrémité inférieure du pubis en agissant sur le corps caverneux qui est fortement tiraillé en bas; le bulbe de l'urèthre se trouve ainsi abaissé et très rapproché du rectum; cette distance, qui forme le diamètre du périnée, n'est ici que de 8 mill. Le point le plus rapproché de l'urèthre à la symphyse du pubis est à 1 cent. 9 mill., et correspond au milieu de la région musculo-membraneuse; l'ouverture au col de la vessie est à 3 cent derrière le pubis.

Il est facile de prendre ici la mesure de l'urèthre, en raison de sa rectitude : il a 16 cent. et demi. La portion prostatique mesure 18 mill., la portion musulo-membraneuse, 21 mill. et la portion spongieuse 126 mill. La portion musculo-membraneuse est ici très éloignée du périnée; cette distance est de 62 mill. L'introduction d'une sonde droite dans la vessie tend donc à faire remonter le col de cet organe vers le pubis, et à éloigner du périnée la portion musculo-membraneuse de l'urèthre, disposition défavorable aux opérations qui ont pour but l'ouverture de cette partie du canal.

Le diamètre longitudinal de la prostate est de 24 mill. sur 12 mill. d'épaisseur. Le sommet de cette glande est à une assez grande distance des téguments extérieurs du périnée; toute cette région présente chez ce sujet une épaisseur très considérable.

La portion périnéale du rectum offre ici une incurvation des plus prononcées; la portion recouverte par le péritoine est à 7 cent. de l'anus. La vessie et les vésicules séminales sont accolées à la paroi antérieure du rectum. C'est au niveau de la prostate que l'intestin se porte en arrière vers le coccyx, mais en laissant un espace si petit derrière le bulbe de l'urèthre, que l'on comprend toute la difficulté qu'il y aurait eu dans ce cas à ne pas intéresser le rectum dans l'opération de la taille. En effet, le diamètre du périnée entre la face antérieure du rectum et le bulbe n'a pas tout à fait 1 cent. Il serait aussi impossible de ne pas couper une certaine étendue du bulbe de l'urèthre dans cette opération de la taille latéralisée. Dans ces cas particuliers, la méthode pré-rectale fait reconnaître successivement, dans la dissection des parties situées en avant du rectum, les organes que l'on peut intéresser, le bulbe, l'intestin, la prostate, et par conséquent permet d'éviter leur lésion.

EXPLICATION DE LA PLANCHE XV.

A. Vessie.
B. Prostate.
C. Rectum.
D. Sacrum.
E. Coccyx.
F. Testicule droit.
G. Gland de la verge.
H. Corps caverneux de la verge.
I. Symphyse du pubis.
J. Vésicule séminale.
K. Muscle releveur de l'anus.
L. Sonde droite introduite dans l'urèthre.
M. Plexus veineux de Santorini.
N. Muscle pyramidal.
O. Muscle droit de l'abdomen.
P. Corps spongieux de l'urèthre.
Q. Bulbe de l'urèthre.
R. Cul-de-sac recto-vésical du péritoine.
S. Repli vésical supérieur du péritoine.
T. Tissu fibreux en avant du col de la vessie.
U. Ampoule anale.
V. Tunique musculeuse de la vessie.
X. Muscle sphincter externe.
a. Muscle sphincter interne.
b. Muscle transverse du périnée
d. Muscle bulbo-caverneux.
e Fibres musculaires entourant l'urèthre

PLANCHE SEIZIÈME.

RÉGION DU PÉRINÉE.

Section oblique de la région du périnée, sur un homme âgé de cinquante-cinq ans.

Cette coupe, destinée à montrer les rapports des principaux organes intéressés dans la taille latéralisée, a été faite de la manière suivante : Le sujet a été congelé dans la position que l'on donne aux malades qui vont être opérés de la taille, les cuisses fléchies fortement sur l'abdomen; puis, après la congélation, on a scié la région périnéale en suivant une ligne qui, partant du repli du scrotum, à 3 centimètres en avant de l'anus, irait tomber sur le milieu d'une ligne traversant de l'anus à l'ischion; la section a été prolongée en avant et en arrière de ces deux points pour montrer tout le segment droit de la préparation.

Il faut examiner dans cette planche seulement les rapports des portions musculo-membraneuse et prostatique de l'urèthre et ceux du col de la vessie, ces parties étant intéressées dans la taille latéralisée. L'incision a suivi le côté gauche de l'extrémité inférieure du rectum, qui est encore recouvert de tissu cellulaire et des fibres musculaires du releveur de l'anus et du sphincter externe. C'est tout à fait à la région postérieure de la prostate, au niveau des vésicules séminales, qu'il commence à être dénudé et à être intéressé; il y a donc danger, dans l'opération, de prolonger l'incision trop en arrière, de peur d'intéresser ces organes.

La paroi inférieure de l'urèthre, un peu derrière le bulbe, dans le point où l'on ouvre sa portion musculo-membraneuse jusqu'au col de la vessie, mesure 3 cent., étendue suffisante pour l'incision, qui permet, en se laissant distendre, le passage de calculs assez volumineux. Comme le bulbe est presque toujours incisé, on arrive sur le commencement de la portion musculo-membraneuse de l'urèthre; le bistouri doit donc être dirigé vers le pubis à mesure qu'il va vers les parties profondes, et la planche montre bien que la ligne de l'incision prolongée aboutit à 3 cent. environ derrière cet os.

L'épaisseur des parties molles qui séparent cette portion musculo-membraneuse de la peau est de 34 mill.; pour arriver au col vésical, il faut à l'incision une étendue de 6 cent. en profondeur. Dans ce point, le col de la vessie offre une certaine dimension, 1 cent. de diamètre, et la section oblique de la prostate semble n'avoir intéressé que la portion la plus externe de cette glande, si l'on en juge par le peu d'épaisseur qu'elle présente sur cette coupe.

Le cul-de-sac recto-vésical du péritoine est distant du périnée de 10 cent.; cette distance considérable tient sans doute à l'obliquité de la section, et ne doit pas être comparée aux autres coupes au point de vue des opérations qui se pratiquent sur l'extrémité inférieure du rectum.

EXPLICATION DE LA PLANCHE XVI.

A. Vessie.
B. Pubis coupé au niveau de la réunion de la branche horizontale avec la branche montante de l'ischion.
C. Rectum coupé obliquement.
D. Sacrum.
E. Bulbe de l'urèthre.
F. Corps caverneux du côté droit.
G. Prostate.
H. Tissu fibreux en avant du col de la vessie.
I. Plexus veineux de Santorini.
J. Vésicule séminale droite.
K. Portion musculo-membraneuse de l'urèthre.
L. Cul-de-sac antérieur du péritoine.
M. Cul-de-sac recto-vésical du péritoine.
N. Muscle releveur de l'anus.
O. Muscle bulbo-caverneux.
P. Muscle grand fessier.
R. Muscle obturateur interne.
S. Muscle pectiné.
T. Muscle premier ou moyen adducteur.
U. Muscle obturateur externe.
V. Muscle troisième ou grand adducteur.
X. Muscle deuxième ou petit adducteur.
Y. Muscle pyramidal.
Z. Tunique musculeuse de la vessie
a. Muscle sphincter externe de l'anus.

PLANCHE DIX-SEPTIÈME.

RÉGION DU PÉRINÉE.

Section verticale antéro-postérieure au milieu de la région du périnée, sur une jeune fille âgée de dix-huit ans.

L'inflexibilité des parois du bassin permet de mesurer ici les diamètres antéro-postérieurs du détroit supérieur et du détroit inférieur; ils offrent tous les deux la même dimension, 105 mill.

La vessie, dont la capacité était d'environ 731 cent. cubes, dépasse le pubis; le péritoine se réfléchit sur les parois abdominales à 35 mill. de cet os. En arrière, le cul-de-sac vésico-utérin est à une distance considérable du périnée, 8 cent.

L'urèthre présente une très légère courbure embrassant l'extrémité inférieure du pubis, dont se rapproche son ouverture extérieure. La longueur du canal n'est que de 25 mill. Le col de la vessie est à 2 cent. derrière le pubis.

L'utérus, chez cette femme qui n'avait pas eu d'enfant, mais dont la membrane hymen n'existait pas, présente une direction qui se rapproche beaucoup de celle de l'axe du détroit inférieur; l'extrémité supérieure du corps remonte très peu derrière la vessie; sa cavité offre une longueur de 45 mill. qui, ajoutés aux 10 mill. d'épaisseur du fond de l'utérus, donnent à l'organe une longueur totale de 55 mill.

Il est impossible de différencier, d'après leur aspect extérieur, le corps et le col de l'utérus. La portion du col qui est en rapport avec le vagin présente les dimensions suivantes : diamètre antéro-postérieur du museau de tanche, 7 mill. Si la lèvre supérieure et antérieure descend dans le vagin d'une étendue de 2 mill., la lèvre postérieure descend dans une étendue trois fois plus grande.

Le vagin offre une direction oblique de bas en haut et d'avant en arrière, et vient embrasser l'utérus en faisant avec cet organe un angle d'environ 135 degrés. Un peu concave en avant, dans son tiers postérieur, il présente dans le reste de son trajet une légère convexité antérieure, suivant les inflexions du rectum dans la région périnéale. Sa longueur, du museau de tanche à l'orifice vulvaire, est de 6 cent. Ses parois sont appliquées l'une contre l'autre, en laissant tout à fait à la région postérieure un cul-de-sac triangulaire, dû à la présence du col utérin, qui maintient les parois un peu écartées; c'est dans ce cul-de-sac que stagnent le mucus et les sécrétions morbides du col de l'utérus et du vagin. Des parois du vagin, l'antérieure répond au bas-fond de la vessie dans une étendue de 2 cent., et elle n'en est éloignée que de 3 mill., d'où la facilité des fistules vésico-vaginales dans cette région. La paroi postérieure s'éloigne de plus en plus du rectum, depuis son insertion au col utérin jusqu'au périnée; près du col cette cloison recto-vaginale n'offre que 3 mill. d'épaisseur; dans ce point elle est séparée de l'intestin par le péritoine, qui tapisse le vagin dans une étendue de quelques millimètres seulement. Ce cul-de-sac recto-vaginal du péritoine est distant de 5 cent. 2 mill. du périnée.

Le rectum est considérablement distendu sur ce sujet par les matières qu'il renferme; il remplit toute la concavité du sacrum et du coccyx; mais au niveau des muscles qui entourent l'anus, l'intestin est rétréci pendant un certain trajet. Il y a une délimitation assez marquée entre ces deux parties de l'intestin : le rectum et l'ampoule anale. Malgré ce développement de l'intestin, on ne voit pas que la position de l'utérus ait été changée et que le corps de cet organe ait été refoulé en avant; il faut tenir compte aussi de la distension de la vessie, qui est assez grande dans ce cas.

Le repli recto-vaginal du péritoine est distant seulement de 4 cent. 8 mill. de l'anus, ce qui rendrait l'opération de l'extirpation de l'extrémité inférieure du rectum plus dangereuse chez la jeune fille, non-seulement à cause de la petite distance du péritoine aux parties extérieures, mais aussi parce que la cloison qui sépare cet intestin du vagin offre très peu d'épaisseur.

EXPLICATION DE LA PLANCHE XVII.

A. Vessie.
B. Rectum distendu par des matières fécales.
C. Corps de l'utérus.
D. Ouverture du vagin.
E. Symphyse du pubis.
F. Anus.
G. Sacrum.
H. Petite lèvre droite.
I. Clitoris, racine des corps caverneux coupée.
J. Grande lèvre droite.
K. Méat de l'urèthre.
L. Muscle pyramidal.
M. Muscle droit de l'abdomen.
N. Cul-de-sac antérieur du péritoine.
O. Cul-de-sac vésico-utérin du péritoine.
P. Cul-de-sac recto-utérin du péritoine.
R. Muscle releveur de l'anus.
S. Muscle sphincter externe de l'anus.
T. Muscle sphincter interne.
U. Lèvre antérieure du col de l'utérus.
V. Lèvre postérieure.
X. Coccyx.
Y. Plexus veineux de Santorini.
Z. Plexus veineux du vagin.
a. Tunique musculeuse de la vessie et de l'urèthre.
b. Tunique musculeuse du rectum.
d. Tunique cellulo-fibreuse du vagin.
e. Cinquième vertèbre lombaire.
h. Canal rachidien.

PLANCHE DIX-HUITIÈME.

RÉGION DU PÉRINÉE.

Section verticale antéro-postérieure au milieu de la région du périnée, sur une femme âgée d'environ trente ans.

Le développement des organes génitaux indique que ce sujet avait eu des enfants. Les dimensions de l'excavation pelvienne nous donnent pour le diamètre du détroit inférieur du petit bassin de l'extrémité inférieure du pubis à la pointe du coccyx, 8 cent. 3 mill., et pour le diamètre du détroit supérieur du sommet du pubis à l'angle sacro-vertébral, 10 cent. 7 mill.

La vessie, peu distendue, est entièrement cachée derrière le pubis. Le canal de l'urèthre est à peu près rectiligne, et en même temps il affecte une direction oblique telle qu'il se rapproche de plus en plus de l'extrémité inférieure de la symphyse pubienne à partir du col de la vessie. La longueur du canal est de 3 cent. 8 mill. Le col de la vessie est à 2 cent. 2 mill. derrière le pubis.

L'utérus offre ici une disposition anormale, c'est un exemple d'antéflexion très prononcée. Le corps et le col de l'utérus se réunissent sous un angle d'environ 60°. Malgré cette flexion, la cavité utérine présente une courbure régulière. Dans cette position, le sommet du corps de l'utérus répond à la face supérieure de la vessie, et l'angle de réunion du corps et du col de cet organe repose sur le rectum. Il est impossible d'apprécier la direction générale de l'utérus par rapport aux axes du bassin, à cause de son incurvation. La cavité du corps et du col offre une longueur de 6 cent. qui, ajoutés aux 15 mill. d'épaisseur du fond de l'utérus, donnent à l'organe une longueur totale de 7 cent. et demi.

Le point où s'est fait la flexion du corps sur le col de l'utérus semble séparer ces deux parties; cependant il est difficile de leur attribuer des mesures précises. La portion du col qui est en rapport avec le vagin présente les dimensions suivantes : diamètre antéro-postérieur du museau de tanche, 1 cent. Le vagin s'insère presque directement sur la lèvre antérieure, tandis qu'il remonte sur la lèvre postérieure, à une distance de 2 cent. et demi. La saillie, souvent assez prononcée que forme le col qui vient proéminer dans le spéculum lorsqu'on l'examine avec cet instrument, dépend de la pression exercée sur les parties molles, tout à l'entour de l'insertion du vagin sur le col utérin.

La direction générale du vagin, oblique de bas en haut et d'avant en arrière, vient se continuer parallèlement avec celle du col de l'utérus. Il présente dans tout son trajet une convexité antérieure en rapport avec la convexité de la portion périnéale du rectum. Il résulte de cette direction que le chirurgien est obligé, dans l'introduction des instruments dans le vagin, de les porter en arrière et en bas pour atteindre l'extrémité du col de l'utérus. La longueur du canal vaginal, mesurée du museau de tanche à l'orifice vulvaire, est de 7 cent. et demi.

Les parois sont appliquées l'une contre l'autre, excepté à la partie postérieure, où existe un cul-de-sac triangulaire à base postérieure, due à la présence du col utérin, et dont l'étendue est en rapport avec le volume de ce même col. La paroi antérieure répond ici à tout le bas-fond de la vessie, rapport important, puisqu'on peut explorer entièrement cet organe par le vagin. Le tissu cellulaire qui l'en sépare offre 6 mill. d'épaisseur. La paroi postérieure, en rapport en arrière avec le rectum, s'en éloigne en avant, l'espace triangulaire qui la sépare de l'anus constituant le périnée. Derrière le col de l'utérus, cette cloison recto-vaginale n'offre que 3 mill. d'épaisseur, et dans ce point elle est séparée de l'intestin par le péritoine qui tapisse le vagin dans une étendue de quelques millimètres seulement. Ce cul-de-sac recto-vaginal du péritoine est distant de 8 cent. 6 mill. du périnée. Il résulte de cette disposition du péritoine autour du vagin une très grande difficulté dans les opérations que l'on pratique dans le voisinage de cette membrane séreuse; et, si la paroi antérieure présente une plus grande innocuité sous ce rapport, il faut remarquer que sur ce sujet le cul-de-sac vésico-utérin du péritoine est distant du vagin seulement de 1 cent. 2 mill.

Le rectum suit la courbure de la colonne vertébrale et, arrivé au niveau du col de l'utérus, il se réfléchit en arrière. Dans toute cette première courbure, il est assez développé, tandis que dans la région périnéale il est un peu rétréci par les muscles qui l'entourent. Le repli recto-vaginal du péritoine est distant de 7 cent. de l'anus, mesure qui se rapproche de celle que l'on observe chez l'homme adulte. On pourrait donc pratiquer l'extirpation de l'extrémité inférieure du rectum sur une aussi grande longueur d'intestin, mais la difficulté de l'opération est augmentée chez la femme par le peu d'épaisseur de la paroi recto-vaginale.

EXPLICATION DE LA PLANCHE XVIII.

A. Vessie.
B. Rectum.
C. Corps de l'utérus.
D. Ouverture du vagin.
E. Symphyse du pubis.
F. Anus.
G. Sacrum.
H. Petite lèvre gauche.
I. Clitoris, racine des corps caverneux coupée.
J. Grande lèvre gauche.
K. Méat de l'urèthre.
L. Muscle pyramidal.
M. Muscle droit de l'abdomen.
N. Cul-de-sac antérieur du péritoine.
O. Cul-de-sac vésico-utérin du péritoine.
P. Cul-de-sac recto-utérin du péritoine.
R. Muscle releveur de l'anus.
S. Muscle sphincter externe de l'anus.
T. Muscle sphincter interne.
U. Lèvre antérieure du col de l'utérus.
V. Lèvre postérieure.
X. Coccyx.
Y. Plexus veineux de Santorini.
Z. Plexus veineux du vagin.
a. Tunique musculeuse de la vessie et de l'urèthre.
b. Tunique musculeuse du rectum.
d. Tunique cellulo-fibreuse du vagin.
e. Cinquième vertèbre lombaire.
f. Cavité utérine.
g. Coupe des veines utérines.
h. Canal rachidien.

PLANCHE DIX-NEUVIÈME.

RÉGION DU PÉRINÉE.

Section verticale antéro-postérieure au milieu de la région du périnée, sur une femme âgée d'environ trente-cinq ans.

Il était intéressant d'étudier l'influence de la grossesse sur la position de l'utérus; cette coupe a été faite sur une femme morte immédiatement après l'accouchement; elle permet d'apprécier les rapports de l'utérus avec les autres organes du bassin.

Les dimensions de l'excavation pelvienne nous donnent pour le diamètre du détroit inférieur du petit bassin, de l'extrémité inférieure du pubis à la pointe du coccyx, 8 cent. 2 mill., mesure exactement semblable à celle d'une femme adulte ayant eu des enfants. Le diamètre du détroit supérieur du sommet du pubis à l'angle sacro-vertébral est de 12 cent. et demi, mesure bien plus considérable que sur la femme adulte en dehors de l'état puerpéral.

La vessie est complétement refoulée contre la symphyse du pubis par le corps de l'utérus; son sommet arrive seulement à la partie moyenne de cet os. Sa capacité, calculée d'une manière approximative, était de 127 cent. cubes. La partie inférieure, près du col de la vessie, est plus comprimée, disposition qui explique la rétention d'urine dans la partie antérieure du réservoir et la difficulté de la miction chez les femmes enceintes. Le canal de l'urèthre, rectiligne, est dirigé très obliquement vers le bas-fond de la vessie; sa longueur est de 3 cent. 2 mill. Le col de la vessie est à 2 cent. et demi derrière le pubis.

Outre son développement considérable en rapport avec l'état puerpéral, l'utérus présente ici une antéflexion très prononcée; le corps et le col de cet organe se réunissent sous un angle presque droit, et cette direction est indiquée aussi par l'union de la cavité du col avec celle du corps. Il semble que le volume du corps de l'utérus ait entraîné cet organe en bas, le col restant fixé en arrière au vagin; aussi, à la région antérieure, il existe entre ces deux parties un pli de flexion très marqué, tandis qu'en arrière la convexité offre une assez grande courbure. Dans cette position, le sommet du corps de l'utérus déprime la face supérieure et le bas-fond de la vessie, et l'angle de réunion du corps et du col de cet organe repose sur le rectum. La direction générale de l'utérus, par rapport aux axes du bassin, ne peut être appréciée ici à cause de son incurvation. Les cavités du corps et du col offrent une longueur de 9 cent. qui, ajoutés aux 15 mill. d'épaisseur du fond de l'utérus, donnent à l'organe une longueur totale de 10 cent. et demi. Si l'on compare cet utérus à celui de la planche précédente, on trouve la cavité du corps utérin très amplifiée, avec des parois qui ont la même épaisseur dans les deux organes.

Le point où s'est fait la flexion du corps sur le col de l'utérus semble indiquer une séparation entre ces deux parties; mais on ne peut leur donner des mesures précises. La portion du col qui est en rapport avec le vagin présente les dimensions suivantes : diamètre antéro-postérieur du museau de tanche, 1 cent. 2 mill.; le vagin s'insère presque directement sur la lèvre antérieure, tandis qu'il remonte sur la lèvre postérieure à une distance de 2 cent. et demi.

En s'enfonçant obliquement en arrière vers la colonne vertébrale, le vagin présente ici une convexité antérieure très marquée, et plus développée que celle du rectum dans sa portion périnéale. La longueur du canal vaginal, mesurée du museau de tanche à l'orifice vulvaire, est de 9 cent.

Les parois de ce canal ne sont pas complétement appliquées l'une contre l'autre. Indépendamment du cul-de-sac postérieur qui existe au niveau du museau de tanche, il y a un certain écartement entre la paroi antérieure et la paroi postérieure, le vagin n'étant pas encore complétement revenu sur lui-même après l'accouchement. Le bas-fond de la vessie, refoulé en arrière, répond à la paroi antérieure, à peu près vers le milieu de son étendue, et n'en est séparé que par du tissu cellulaire, dont l'épaisseur est de un demi-cent. seulement. La paroi postérieure, en rapport avec le rectum, est appliquée en arrière tout à fait contre l'intestin et derrière le col de l'utérus la cloison recto-vaginale est extrêmement mince. Dans ce point elle est séparée de l'intestin par le péritoine, qui tapisse le vagin dans une étendue de quelques mill. seulement. Ce cul-de-sac recto-vaginal du péritoine est distant de 9 cent. et demi du périnée. Il faut noter encore ici la disposition du repli vésico-utérin du péritoine qui, après avoir tapissé la face supérieure de la vessie, descend jusqu'au bas-fond de cet organe et vient se réfléchir vers la partie moyenne du vagin, seulement à une distance de 6 mill. de sa paroi antérieure. Mais il faut tenir compte, dans cette disposition des replis péritonéaux chez ce sujet, de l'état de compression apporté sur tous les organes environnants par le développement de l'utérus.

Le rectum, appliqué contre la concavité du sacrum et du coccyx, est comprimé par l'utérus qui repose sur lui. Son état de vacuité dans toute sa partie inférieure peut expliquer, par cette cause mécanique, la fréquence de la constipation chez la femme en couches. Le repli recto-vaginal du péritoine est distant de 7 cent. et demi de l'anus.

EXPLICATION DE LA PLANCHE XIX.

A. Vessie.
B. Rectum.
C. Corps de l'utérus.
D. Ouverture du vagin.
E. Symphyse du pubis.
F. Anus.
G. Sacrum.
H. Petite lèvre gauche.
I. Clitoris, racine des corps caverneux coupée.
J. Grande lèvre gauche.
K. Méat de l'urèthre.
L. Muscle pyramidal.
M. Muscle droit de l'abdomen.
N. Cul-de-sac antérieur du péritoine.
O. Cul-de-sac vésico-utérin du péritoine.
P. Cul-de-sac recto-utérin du péritoine.
R. Muscle releveur de l'anus.
S. Muscle sphincter externe de l'anus.
T. Muscle sphincter interne.
U. Lèvre antérieure du col de l'utérus
V. Lèvre postérieure.
X. Coccyx.
Y. Plexus veineux de Santorini.
Z. Plexus veineux du vagin.
a. Tunique musculeuse de la vessie et de l'urèthre.
b. Tunique musculeuse du rectum.
d. Tunique cellulo-fibreuse du vagin.
e. Cinquième vertèbre lombaire
f. Cavité utérine.
g. Coupe des veines utérines.
h. Canal rachidien.

PLANCHE VINGTIÈME.

RÉGION SUS-CLAVICULAIRE.

FIGURE Ire.

Section faite parallèlement au bord supérieur de la clavicule, sur un homme âgé de vingt ans.

On décrit en général cette région avec la partie inférieure du cou ; je l'ai réunie au membre supérieur à cause de la présence de la clavicule. Non-seulement la section a traversé la région sus-claviculaire, mais en se prolongeant vers la ligne médiane elle a intéressé les organes de la région inférieure du cou, la trachée et l'œsophage.

Le conduit aérien est situé tout à fait sur la ligne médiane, à 4 centimètres au-dessous des téguments extérieurs, tandis que l'œsophage le déborde à gauche et vient se mettre en rapport avec la courbure de l'artère sous-clavière : il est situé à une profondeur de 5 centimètres.

Les vaisseaux sur lesquels on pratique des opérations dans cette région sont l'artère carotide primitive et l'artère sous-clavière. L'artère carotide primitive est recouverte entièrement par le muscle sterno-thyroïdien ; la veine jugulaire interne la recouvre en dehors. Tandis que cette veine est, dans la région du cou, sur un plan un peu postérieur, elle se place en avant dans la région sus-claviculaire. L'artère est située à 1 cent. 2 mill. du bord postérieur de la clavicule, et à 2 cent. et demi des téguments extérieurs. L'obliquité de la section ne permet pas de juger avec exactitude le rapport de ce vaisseau avec la trachée et avec le sternum.

L'artère sous-clavière apparaît recouverte en partie par du tissu cellulaire très abondant dans cette région, au moment où elle se recourbe pour traverser entre les muscles scalènes. En dedans de ces muscles, elle est sur le même plan que l'œsophage : en dehors, elle est assez éloignée de l'extrémité inférieure du muscle omoplat-hyoïdien et à 3 centimètres et demi au-dessous des téguments extérieurs. En raison de l'obliquité de la première côte, la partie postérieure de cet os a été seule coupée au niveau de son rapport avec le muscle scalène postérieur. Enfin, en avant, se voit le tronc veineux innominé presque accolé à la trachée-artère.

RÉGION SOUS-CLAVICULAIRE.

FIGURE II.

Section faite parallèlement au bord inférieur de la clavicule sur un homme âgé de vingt ans.

Outre la région sous-claviculaire, la section a traversé le sommet de la poitrine et les principaux organes qui pénètrent dans cette cavité.

Le poumon accolé en arrière contre les deuxième, troisième et quatrième côtes offre à sa partie interne un rapport immédiat avec l'artère sous-clavière gauche, et se moule sur ce vaisseau. Un peu plus en avant le rapport avec l'artère carotide primitive gauche est moins immédiat. A la région externe, le poumon est en rapport de nouveau avec l'artère sous-clavière au moment où elle s'engage à travers les muscles scalènes : ce voisinage explique le danger d'ouvrir la plèvre lorsqu'on fait la ligature de ce vaisseau.

Sur la ligne médiane nous trouvons, sur le plan le plus antérieur, le tronc veineux innominé derrière le sternum ; accolé derrière ce vaisseau, une partie du tronc brachio-céphalique. La situation précise de cette artère derrière le sternum, fait comprendre comment on a conseillé de trépaner cet os pour aller à la recherche de ce vaisseau, opération dont l'exécution est impraticable à cause de sa difficulté et des dangers que présente la situation de la veine innominée gonflée par le sang et accolée au sternum.

La trachée-artère, située sur la ligne médiane, s'enfonce dans le médiastin postérieur ; elle est à 4 centimètres et demi des téguments extérieurs : l'œsophage lui est accolé en arrière et à gauche, mais semble la déborder moins que dans la figure précédente et il est situé aussi à une plus grande profondeur.

L'artère carotide primitive et l'artère sous-clavière à leur naissance, sont placées trop profondément pour que l'on puisse tenter sur elles une opération. Au-dessous de la clavicule, c'est le lieu d'élection pour la ligature de l'artère axillaire, derrière le muscle grand pectoral. On voit ici son rapport avec le bord inférieur du muscle sous-clavier, avec la terminaison des muscles scalènes, dont l'antérieur la sépare de la veine sous-clavière, tandis qu'en arrière se voient les gros troncs du plexus brachial : elle est située à 2 centimètres et demi au-dessous des téguments extérieurs.

Enfin, en arrière se voient les muscles nombreux qui entourent l'extrémité supérieure de l'omoplate, qui recouvre les deuxième, troisième et quatrième côtes.

EXPLICATION DE LA PLANCHE XX.

FIGURE I.

A. Première vertèbre dorsale.
B. Moelle épinière.
C. Extrémité interne de la clavicule.
D. Extrémité supérieure du sternum.
E. Trachée-artère coupée obliquement.
F. Œsophage.
G. Tronc veineux innominé.
H. Artère carotide primitive.
I. Veine jugulaire interne.
K. Artère sous-clavière cachée dans le tissu cellulaire et donnant naissance aux branches thyroïdiene inférieure, scapulaires supérieure et postérieure.
L. Muscle scalène antérieur.
M. Muscle scalène postérieur.
N. Apophyse transverse de la première vertèbre dorsale.
O. Première côte.
P. Muscle omoplat-hyoïdien.
R. Muscle peaucier.
S. Insertion claviculaire du muscle sterno-mastoïdien.
T. Masse commune des muscles spinaux postérieurs.
U. Muscle rhomboïde.
V. Muscle trapèze.
X. Muscle sterno-hyoïdien.
Y. Muscle sterno-thyroïdien.
Z. Mamelles.

FIGURE II.

La plupart des lettres ont la même signification que celles de la figure première.

A. Quatrième vertèbre dorsale.
C. Sommet du poumon gauche.
I. Tronc brachio-céphalique.
J. Extrémité supérieure de l'omoplate.
K. Artère sous-clavière formant une courbe au-dessus du sommet du poumon et coupée en deux points.
N. Apophyse transverse de la quatrième vertèbre dorsale.
O. Quatrième côte.
R. Troisième côte.
S. Deuxième côte.
X. Muscle sus-épineux.
a. Muscle sous-scapulaire.
d. Muscle grand dentelé.
e. Muscle sous-clavier.
f. Muscle grand pectoral.
g. Muscle deltoïde.
h. Veine sous-clavière.
m. Extrémité externe de la clavicule.
n. Plexus brachial.

PLANCHE VINGT ET UNIÈME.

RÉGION DE L'AISSELLE.

FIGURE Ire.

Section verticale antéro-postérieure de la région de l'aisselle, sur un homme âgé de quarante ans. Cette coupe a été faite de la manière suivante : le bras gauche étant élevé, on a fait une section transversale d'avant en arrière, vers la partie moyenne du creux de l'aisselle.

La plan de cette préparation montre bien la disposition des muscles autour de l'extrémité externe de la clavicule et de l'omoplate. Ils sont groupés dans les enfoncements et autour des saillies de ce dernier os : en haut, le muscle sus-épineux ; en avant, le muscle sous-scapulaire ; en arrière, le muscle sous-épineux. Le muscle trapèze forme une espèce de voûte réunissant l'extrémité externe de la clavicule à l'épine de l'omoplate. Le bord antérieur de l'aisselle est formé par les muscles grand pectoral et deltoïde, et profondément par le muscle petit pectoral. Le bord postérieur est formé par les muscles grand dorsal, grand rond et petit rond, qui se recouvrent successivement, ce dernier adhérant au bord axillaire de l'omoplate.

Si nous considérons les rapports des vaisseaux et des nerfs qui occupent le creux de l'aisselle, au point de vue de la ligature de l'artère axillaire, nous trouvons la veine basilique volumineuse, distendue par l'injection, occupant le plan le plus superficiel. L'artère axillaire est située tout à fait dans la région la plus profonde de l'aisselle, en rapport avec le muscle petit pectoral, à 2 cent. et demi au-dessous de la peau ; la veine axillaire qui la recouvre est ici peu développée. Les nerfs du plexus brachial sont situés en avant et séparent l'artère axillaire, qu'ils entourent, de la veine basilique. Enfin, les ganglions lymphatiques occupent ici le bord antérieur de la région de l'aisselle.

RÉGION DU BRAS.

FIGURE II.

Section horizontale du bras faite à la partie moyenne, sur un homme âgé de quarante ans.

Au niveau de cette coupe, les muscles présentent une certaine symétrie dans leur disposition. Le muscle biceps occupe toute la région antérieure de l'humérus, le muscle triceps la région postérieure. En dehors de cet os l'attache de l'extrémité inférieure du muscle deltoïde ; en dedans, le faisceau interne du muscle brachial antérieur.

L'artère humérale repose sur le muscle brachial antérieur, au niveau du bord interne du muscle biceps qui la recouvre un peu ; le nerf médian, situé au côté interne de l'artère, est plus superficiel. En dedans, immédiatement sous la peau, se voit la veine basilique, et au côté externe la veine céphalique. Enfin, les nerfs cubital et radial affectent leurs rapports normaux avec le muscle triceps.

RÉGION DE L'AVANT-BRAS.

FIGURE III.

Section horizontale de l'avant-bras faite vers sa partie moyenne, sur un homme âgé de quarante ans.

Les muscles nombreux qui existent dans cette partie du membre supérieur sont groupés dans trois régions : à la partie antérieure des deux os de l'avant-bras, à la partie postérieure et à la région externe du radius. Dans les intervalles celluleux qui les séparent se voient les nerfs et les vaisseaux sur lesquels se pratiquent les opérations.

L'artère radiale, située au-dessous de l'interstice celluleux qui sépare le muscle long supinateur du muscle grand palmaire, est un peu recouverte dans ce point par le premier muscle. L'artère cubitale est placée entre les muscles fléchisseur superficiel et fléchisseur profond, entièrement cachée sous ce premier muscle et en rapport avec le nerf cubital qui occupe son côté interne. L'interstice celluleux le plus rapproché qui permet d'arriver à l'artère est celui qui sépare le muscle cubital antérieur du muscle fléchisseur superficiel commun des doigts. Enfin, l'artère interosseuse se voit profondément, reposant sur le muscle court supinateur et recouverte par le muscle fléchisseur profond commun des doigts.

RÉGION DU DOIGT.

FIGURE IV.

Section verticale du doigt médius faite sur la ligne médiane, chez un homme âgé de dix-neuf ans.

Le but de cette préparation est de montrer la disposition des surfaces articulaires des doigts et leurs rapports avec les plis cutanés dorsaux et palmaires au point de vue des amputations que l'on pratique sur les phalanges.

Ainsi, l'articulation de la troisième avec la deuxième phalange est située 3 millimètres en avant du pli dorsal de la peau. L'articulation de la deuxième avec la troisième phalange correspond au milieu de la saillie que forment les plis dorsaux articulaires, et l'articulation métacarpo-phalangienne est située en avant de la saillie des téguments qui lui correspond.

Dans la région palmaire, les plis de flexion de la peau correspondent aux articulations de la première et de la deuxième phalanges; celui de l'articulation métacarpo-phalangienne est situé à plus de 2 centimètres en avant, ce qui permet, dans la désarticulation du doigt par la méthode ovalaire, où l'incision passe par ce pli cutané, de conserver assez de tégument pour recouvrir la tête de l'os métacarpien.

EXPLICATION DE LA PLANCHE XXI.

FIGURE I.

A. Apophyse coracoïde de l'omoplate.
B. Épine de l'omoplate.
C. Bord axillaire de l'omoplate.
D. Clavicule.
E. Muscle trapèze.
F. Muscle sus-épineux.
G. Muscle sous-épineux.
H. Muscle sous-scapulaire.
I. Muscle grand dorsal.
J. Muscle grand rond.
K. Muscle grand pectoral.
L. Creux de l'aisselle.
M. Mamelle droite.
N. Veine basilique distendue par l'injection.
O. Artère axillaire.
P. Veine axillaire vide de sang.
R. Nerfs du plexus brachial.
S. Ganglion lymphatique.
T. Muscle petit rond
U. Muscle deltoïde.
V. Muscle petit pectoral.
X. Plexus veineux du creux axillaire
Y. Creux sus-claviculaire.

FIGURE II.

A. Humérus.
B. Muscle biceps.
C. Muscle brachial antérieur.
D. Muscle deltoïde à son insertion inférieure.
E. Muscle triceps.
G. Artère et veine humérales.
H. Nerf radial.
I. Nerf médian.
K. Nerf cubital.
L. Veine céphalique.
M. Veine basilique.

FIGURE III.

A. Radius.
B. Cubitus.
C. Muscle long supinateur.
D. Muscle radial antérieur.
E. Muscle fléchisseur superficiel.
F. Muscle court supinateur.
G. Muscle fléchisseur profond des doigts.
H. Muscles radiaux externes.
I. Artère et veine radiales.
J. Nerf et artère cubitales.
K. Nerf médian.
L. Muscle cubital antérieur.
M. Muscle court supinateur.
N. Muscles long abducteur et long extenseur du pouce.
O. Muscle cubital postérieur.
P. Muscle extenseur propre de l'index.
R. Muscle extenseur commun des doigts.
S. Tendon du muscle palmaire grêle.
T. Muscle extenseur propre du petit doigt.
U. Ligament interosseux.
V. Artère interosseuse.

FIGURE IV.

A. Tête du troisième métacarpien.
B. Première phalange.
C. Deuxième phalange.
D. Troisième phalange.
E. Gaîne fibreuse des muscles fléchisseurs.

PLANCHE VINGT-DEUXIÈME.

RÉGION DU PLI DE L'AINE.

FIGURE Ire.

Section horizontale de la région du pli de l'aine faite parallèlement au ligament de Fallope, du côté de l'abdomen, sur une femme âgée de vingt-huit ans.

Le mode de préparation par la congélation permet seul de montrer l'intestin dans sa situation normale, appliqué contre les parois abdominales. Dans cette région, on décrit seulement la disposition des enfoncements que présente le pli de l'aine lorsqu'on l'examine du côté de l'abdomen. J'ai montré le rapport qu'affectent les anses intestinales avec cette disposition de la paroi abdominale au niveau des anneaux inguinaux et cruraux.

Outre la région du pli de l'aine, la section a traversé toute la fosse iliaque, et sur la ligne médiane, la vessie et le rectum ont été intéressés dans leur portion périnéale.

La paroi antérieure de la région constituée par les muscles grand et petit obliques et leurs aponévroses, en dedans par le muscle grand droit, présente à sa partie postérieure l'artère épigastrique et ses deux veines collatérales. Cette artère n'est pas tout à fait au milieu de l'espace qui sépare le pubis de l'épine iliaque antérieure et supérieure; il faut se rapprocher un peu de la symphyse pubienne pour trouver ce vaisseau lorsque l'on veut pratiquer sa ligature.

Les anses de l'intestin grêle sont ainsi disposées derrière la paroi abdominale : une portion tout à fait externe s'enfonce dans la fosse iliaque et repose sur le muscle iliaque, assez distante de la paroi de l'abdomen; elle se rapproche de cette paroi derrière l'artère épigastrique, au niveau de la fossette inguinale externe correspondant à l'ouverture abdominale du canal inguinal. Dans ce point, l'intestin présente une anse presque complète et va se mettre en rapport avec la veine fémorale. C'est le lieu qu'il faudrait choisir pour aller à la recherche d'une anse intestinale pour faire un anus artificiel dans le pli de l'aine, entre le bord externe du muscle droit et l'ouverture interne du canal inguinal, à cause du voisinage immédiat de l'intestin : l'artère épigastrique peut être évitée et laissée en dehors de la plaie. Une seconde anse intestinale accolée à la première, et en rapport en dedans avec la vessie, s'enfonce dans la fossette inguinale interne; elle est assez distante des parois abdominales. Enfin, profondément, derrière ces deux portions de l'intestin, nous voyons une anse intestinale en rapport immédiat avec le bord interne de la veine iliaque externe, et peu éloignée du bord interne du muscle psoas; elle correspond à la fossette de l'anneau crural.

Le muscle iliaque remplit toute l'excavation que lui présente l'os coxal, et vient se mettre en rapport avec la paroi abdominale, au niveau de l'épine iliaque antérieure. Le nerf crural est appliqué sur sa face antérieure, vers son bord interne. Au même niveau se voient l'artère et la veine iliaques externes. L'artère est exactement située à égale distance de l'épine iliaque antérieure et supérieure et du pubis, sur un plan un peu antérieur à sa veine correspondante; mais elle est cachée derrière une anse intestinale qu'il faudrait relever avec le péritoine qui la recouvre pour aller à la recherche du vaisseau et pratiquer sa ligature. Enfin, vers la partie la plus interne de la région, entre le rectum et la vessie, se voit un plexus veineux très abondant qui appartient aux annexes de l'utérus.

FIGURE II.

Section horizontale de la région du pli de l'aine faite parallèlement au ligament de Fallope, du côte de l'abdomen, sur un homme âgé de vingt-cinq ans.

Je n'ai pas à revenir sur la disposition générale de cette région, elle est la même que dans la planche précédente. Je ferai ressortir seulement les différences qui existent dans les rapports des intestins avec les anneaux inguinaux et cruraux lorsqu'on examine la région du pli de l'aine du côté de l'abdomen.

Le diamètre de cette région sur l'homme est ici un peu plus grand que chez la femme : nous retrouvons au niveau de la paroi antérieure la même situation de l'artère épigastrique, qui est plus rapprochée de la symphyse pubienne. L'artère iliaque externe occupe exactement le milieu de l'espace qui existe entre le pubis et l'épine iliaque antérieure et supérieure.

Enfin, les anses intestinales ne viennent pas s'accoler en aussi grand nombre contre la paroi abdominale au niveau de cette région. Nous trouvons seulement ici une anse intestinale, appliquée tout à fait à la région externe, en rapport avec le muscle iliaque, et s'avançant jusqu'au point correspondant à l'ouverture interne du canal inguinal, ou fossette inguinale externe. Cette anse intestinale est plus rapprochée de la paroi abdominale que chez la femme, différence qui paraît tenir simplement à l'épaisseur de la graisse qui double cette paroi, tandis que chez l'homme nous trouvons une épaisseur très peu considérable des parties molles dans toute cette région.

EXPLICATION DE LA PLANCHE XXII.

Les lettres ont la même signification pour les deux figures.

A. Vessie.
B. Pubis.
C. Rectum.
D. Extrémité inférieure du sacrum.
E. Muscle grand fessier.
F. Muscle moyen fessier.
G. Muscles psoas et iliaque.
H. Muscles releveurs de l'anus et ischio-coccygien coupés obliquement.
I. Artère iliaque externe.
J. Veine iliaque externe.
K. Os iliaque.
L. Muscle droit de l'abdomen.
M. Muscle grand oblique.
N. Muscle petit oblique.
O. Artère et veine épigastriques.
P. Épine iliaque antérieure et supérieure.
R. Plexus veineux autour de l'utérus.
S. Nerf crural.
T. Circonvolutions de l'intestin grêle s'enfonçant dans les fossettes inguinales externe et interne, et dans la fossette crurale.

PLANCHE VINGT-TROISIÈME.

RÉGION DU PLI DE L'AINE.

Section horizontale de la région du pli de l'aine faite parallèlement à l'arcade crurale du côté de la cuisse, sur une femme âgée de vingt-huit ans.

Dans la région crurale du pli de l'aine, on a surtout étudié la disposition des aponévroses, et les nombreux auteurs ont présenté, d'une manière bien différente d'après leurs dissections, le trajet de ces membranes, surtout au point de vue de l'étude du canal crural. J'ai reproduit la coupe donnée par Scarpa, qui a été toujours suivie pour exposer plus clairement le trajet des aponévroses de la région inguino-crurale.

Si l'on examine la surface de cette section, seulement au niveau du pli de l'aine, de l'épine iliaque supérieure à l'épine pubienne, on trouve successivement, de dehors en dedans, le muscle couturier au-dessous de l'éminence iliaque antérieure et supérieure, et recouvrant en partie le muscle iliaque. Ce dernier muscle est en rapport immédiatement avec l'articulation de la hanche qu'il recouvre : sur son bord antérieur repose le nerf crural, et l'artère fémorale répond à son bord interne. En dedans du muscle iliaque nous trouvons les vaisseaux fémoraux sur lesquels nous reviendrons, puis le muscle pectiné en rapport avec la veine fémorale qui répond à son bord externe. Enfin les trois muscles moyen, petit et grand adducteurs, se voient par ordre de superposition limitant la région interne.

Entre le muscle psoas et le muscle pectiné existe un espace celluleux limité par des feuillets aponévrotiques, correspondant à la portion fémorale du canal crural des auteurs. L'artère et la veine fémorales occupent la plus grande partie de cet espace triangulaire qui porte le nom de *triangle de Scarpa*, limité en haut par le ligament de Fallope ; en dehors par les muscles couturier, psoas et iliaque ; en dedans par les muscles pectiné et moyen adducteur. Une certaine épaisseur de tissu cellulaire sépare les deux vaisseaux l'un de l'autre et les isole aussi du muscle iliaque et du muscle pectiné ; l'obliquité de la section permet d'apprécier cette disposition. Ils sont enveloppés en avant par le feuillet aponévrotique qui passe de la face antérieure du muscle psoas iliaque, sur la face antérieure du muscle pectiné ; en arrière par l'aponévrose, qui recouvre les faces postérieures de ces deux muscles. Au point de vue de la ligature de l'artère fémorale dans ce lieu élevé, le vaisseau est situé à égale distance de l'épine iliaque et de l'épine du pubis. Au-dessus de l'artère et de la veine fémorales, se trouve la chaîne des ganglions lymphatiques les plus superficiels du pli de l'aine, enveloppés entre deux feuillets aponévrotiques.

L'articulation coxo-fémorale a été coupée transversalement vers sa partie moyenne ; le segment circulaire de la tête du fémur que présente la section, est environné dans la moitié de sa circonférence externe par la cavité cotyloïde et dans sa demi-circonférence interne par la capsule articulaire.

En dehors, nous trouvons des masses musculaires énormes qui entourent l'articulation de la hanche, les trois muscles fessiers superposés. Au-dessous du muscle grand fessier et en rapport avec le muscle jumeau supérieur, se voit le gros tronc du nerf sciatique au moment où il émerge du bassin. Enfin, à la région interne sont les attaches des muscles qui entourent la branche ischio-pubienne de l'os coxal.

EXPLICATION DE LA PLANCHE XXIII.

A. Tête du fémur.
B. Cavité cotyloïde.
C. Branche ischio-pubienne.
D. Veine fémorale.
E. Artère fémorale.
F. Ganglions lymphatiques.
G. Muscles psoas et iliaque.
H. Muscle couturier.
I. Nerf crural.
J. Muscle fascia lata.
K. Muscle moyen fessier.
L. Muscle petit fessier.
M. Muscle droit antérieur.
N. Muscle grand fessier.
O. Tendon du muscle pyramidal.
P. Nerf sciatique.
R. Muscle obturateur interne.
S. Muscle obturateur externe.
T. Muscle droit interne.
U. Muscle pectiné.
V. Muscle troisième ou grand adducteur.
X. Muscle deuxième ou petit adducteur.
Y. Muscle premier ou moyen adducteur.
Z. Ombilic.
a. Artère et veine fessières.
d. Artère et veine fessières.
f. Capsule de l'articulation coxo-fémorale.
h. Muscle jumeau supérieur.

PLANCHE VINGT-QUATRIÈME.

RÉGION DE LA CUISSE.

Section horizontale de la cuisse faite un peu au-dessous du sommet du triangle de Scarpa, sur un homme âgé de vingt-cinq ans.

C'est dans ce point que se fait l'amputation de la partie moyenne de la cuisse; cette figure montre la situation des vaisseaux qui sont intéressés dans cette opération et le lieu précis où le chirurgien doit pratiquer leur ligature.

Si l'on considère la disposition générale des muscles dans cette région, on voit qu'il existe autour de chacun de ces organes une membrane aponévrotique qui les réunit aux muscles voisins; entre ces gaînes aponévrotiques se trouve du tissu cellulaire qui isole plus ou moins les muscles les uns des autres, et au milieu duquel rampent les vaisseaux et les nerfs. L'ensemble de ces aponévroses semble venir converger vers la ligne âpre du fémur pour s'y insérer, l'os étant environné dans le reste de sa surface par le muscle triceps.

Au point de vue de la superposition des muscles, on voit qu'ils occupent surtout la région interne du membre; le fémur est situé tout à fait en dehors. Le muscle couturier et le muscle droit antérieur occupent la région antérieure; le muscle droit interne, les trois muscles adducteurs remplissent toute la région interne; en arrière se voient les muscles demi-membraneux, demi-tendineux et biceps; la portion vaste externe du muscle triceps occupe seule la région externe. Enfin, la portion vaste interne du même muscle enveloppant les faces interne, antérieure et externe du fémur, appartient à la région la plus profonde de la cuisse.

L'artère fémorale est située sous le bord interne du muscle couturier qui la recouvre dans ce point; elle repose sur la veine fémorale qui lui est accolée en arrière. Près de la face interne du fémur, enveloppées par l'aponévrose, se trouvent les artères et les veines perforantes. Enfin, entre les muscles petit adducteur, grand adducteur et biceps se voient des artères musculaires. Le nerf sciatique forme un gros cordon qui est situé entre les muscles grand adducteur et demi-tendineux.

EXPLICATION DE LA PLANCHE XXIV.

A. Corps du fémur.
B. Artère fémorale.
C. Veine fémorale.
D. Artère et veine fémorales profondes.
E. Artères et veines perforantes.
F. Veine saphène interne.
G. Muscle couturier.
H. Muscle droit interne.
I. Muscle droit antérieur.
J. Muscle premier ou moyen adducteur.
K. Muscle deuxième ou petit adducteur.
L. Muscle troisième ou grand adducteur.
M. Muscle vaste interne du triceps fémoral.
N. Muscle vaste externe du triceps fémoral.
O. Muscle biceps.
P. Muscles demi-membraneux et demi-tendineux
R. Nerf sciatique.

PLANCHE VINGT-CINQUIÈME.

RÉGION POPLITÉE.

FIGURE Ire.

Section horizontale faite au milieu de la région poplitée, sur un homme âgé de dix-neuf ans.

Outre la région poplitée, cette coupe montre encore la disposition de l'articulation du genou et les replis de la synoviale articulaire.

Le faisceau vasculaire et nerveux de la région poplitée repose sur le muscle jumeau externe et affecte la disposition normale qui est la suivante : le nerf sciatique poplité interne est sur un plan superficiel, au-dessous se voit la veine poplitée qui recouvre l'artère. Ce dernier vaisseau occupant le plan le plus profond, est ainsi le plus rapproché de la ligne médiane.

Dans cette même région postérieure, presque sur la ligne médiane, et située au-dessous du tégument externe, se voit la veine saphène externe; plus près du condyle externe, le tronc du nerf sciatique poplité externe se met en rapport avec le muscle jumeau externe.

Tandis que ce même muscle jumeau externe est accolé contre la partie postérieure de la capsule fibreuse de l'articulation, le muscle jumeau interne est assez distant du condyle interne. Derrière ce même condyle se voient, dans leur ordre de superposition, les muscles de la région interne du genou; de dedans en dehors le muscle couturier, le tendon du muscle droit interne, le muscle demi-membraneux, et enfin le tendon du muscle demi-tendineux. Au contraire, à la région externe, nous trouvons seulement le muscle biceps.

La surface de section du fémur et de la rotule montre bien le rapport de ces deux os au niveau de l'articulation. Le condyle interne, moins épais et se prolongeant plus en arrière que le condyle externe, semble donner une certaine obliquité à la face antérieure du fémur, qui correspond à la poulie articulaire. Il résulte de cette obliquité que la rotule répond à toute la face antérieure du condyle externe et, seulement dans une très petite étendue, au condyle interne. La membrane synoviale se prolonge aussi plus loin sur la face externe du condyle externe que sur le condyle du côté opposé.

RÉGION DE LA JAMBE.

FIGURE II.

Section horizontale de la jambe faite au lieu d'élection, sur un homme âgé de dix-neuf ans.

L'amputation circulaire de la jambe se pratique le plus ordinairement dans ce point, au niveau du tiers supérieur de la jambe. Les vaisseaux qui doivent être liés dans cette opération occupent deux plans distincts : l'un en avant du ligament inter-osseux, l'autre en arrière des muscles fléchisseurs du pied.

Dans cette région élevée, l'artère tibiale antérieure, située au fond du premier espace inter-musculaire qui sépare le muscle jambier antérieur du muscle extenseur commun des orteils, est accolée au muscle extenseur propre du gros orteil. En arrière, l'artère tibiale postérieure repose sur le muscle long fléchisseur commun des orteils; l'artère péronière est en rapport avec le bord interne du muscle long fléchisseur propre du gros orteil; ces deux vaisseaux sont séparés par le nerf tibial postérieur. Tous les deux occupent cette loge celluleuse qui est entre la face antérieure du muscle soléaire et la face postérieure des muscles fléchisseurs des orteils.

FIGURE III.

Section horizontale de la jambe faite dans la région sus-malléolaire, sur un homme âgé de dix-neuf ans.

La plupart des muscles que nous avons observés dans la région précédente présentent ici leurs extrémités tendineuses, et les principaux vaisseaux offrent seulement quelques modifications dans leurs rapports.

En avant, nous trouvons l'artère tibiale antérieure placée au fond de l'interstice celluleux qui sépare le muscle jambier antérieur et le muscle extenseur propre du gros orteil. En arrière, l'artère tibiale postérieure occupe un plan assez rapproché des téguments extérieurs, et elle est située entre le muscle fléchisseur propre du pouce et le muscle fléchisseur commun des orteils.

RÉGION DU PIED.

FIGURE IV.

Section verticale et médiane de la région du pied, sur un homme âgé de trente-cinq ans. La section a été faite suivant une ligne passant par le milieu de l'articulation tibio-tarsienne et du troisième orteil, le pied étant dans l'extension.

Cette coupe montre bien la configuration extérieure de cette région, soit pour la face dorsale, soit pour la face plantaire du pied. La section des os représente nettement leur disposition en voûte; l'extrémité antérieure de la troisième phalange et la partie inférieure du calcanéum étant situés sur une même ligne horizontale, le sommet de la voûte du côté convexe correspond au col de l'astragale, et du côté concave à la face inférieure du scaphoïde. Enfin, sur cette coupe longitudinale, on peut noter encore la disposition de la synoviale de l'articulation tibio-tarsienne, qui descend en avant jusque sur le col de l'astragale.

EXPLICATION DE LA PLANCHE XXV.

FIGURE I.

A. Extrémité inférieure du fémur.
B. Condyle externe du fémur.
C. Condyle interne du fémur.
D. Rotule.
E. Capsule fibreuse de l'articulation du genou.
F. Muscle jumeau externe.
G. Muscle jumeau interne.
H. Muscle demi-membraneux.
I. Artère poplitée.
J. Veine poplitée.
K. Nerf sciatique poplité interne.
L. Veine saphène externe.
M. Muscle couturier.
N. Muscle biceps.
O. Tendon du muscle droit interne.
P. Tendon du muscle demi-tendineux.
R. Nerf sciatique poplité externe.
S. Insertion des ligaments croisés de l'articulation du genou.

FIGURE II.

A. Tibia.
B. Péroné.
C. Muscle jambier antérieur.
D. Muscle extenseur commun des orteils.
E. Muscle extenseur propre du gros orteil.
F. Muscles long et court péroniers latéraux.
G. Nerf tibial antérieur.
H. Artère et veines tibiales antérieures.
I. Artère et veines tibiales postérieures.
J. Nerf tibial postérieur.
K. Artère et veines péronières.
L. Muscle jambier postérieur.
M. Muscle long fléchisseur propre du gros orteil.
N. Muscle long fléchisseur commun des orteils.
O. Muscle jumeau interne.
P. Muscle soléaire.
R. Muscle jumeau externe.
S. Veine saphène interne.

FIGURE III.

A. Tibia.
B. Péroné.
C. Muscle jambier antérieur et son tendon.
D. Muscle extenseur propre du gros orteil et son tendon.
E. Muscle extenseur commun des orteils et son tendon.
F. Artère et veines tibiales antérieures.
G. Muscles long et court péroniers latéraux.
H. Veine saphène interne.
I. Veine saphène externe.
J. Muscles jumeaux et soléaire réunis au tendon d'Achille.
K. Muscle fléchisseur propre du pouce.
L. Muscle fléchisseur commun des orteils et tendon du jambier postérieur.
M. Vaisseaux et nerf tibiaux postérieurs.

FIGURE IV.

A. Extrémité inférieure du tibia.
B. Astragale.
C. Calcanéum.
D. Scaphoïde.
E. Deuxième cunéiforme.
F. Troisième métatarsien.
G. Première phalange du troisième orteil.
H. Deuxième phalange du troisième orteil.
I. Troisième phalange du troisième orteil.
J. Cuboïde.
K. Ligament astragalo-calcanien.
L. Tendon d'Achille.
M. Muscle extenseur commun des orteils.
N. Capsule antérieure de l'articulation tibio-tarsienne.
O. Muscle accessoire du long fléchisseur des orteils.
P. Muscle court fléchisseur des orteils.
R. Muscles lombricaux.
S. Muscle abducteur oblique du gros orteil.
T. Muscles interosseux.
U. Tendon du muscle long péronier.

FIN.

)DE MÉDICAL, ou Recueil des Lois, Décrets et Règlements sur l'étude, l'enseignement et la médecine civile et militaire en France, par Amédée Amette, secrétaire de la Faculté de Paris. *Deuxième édition*, revue et augmentée. Paris, 1855. 1 vol. in-12 de 470 pages. 4 fr.
des Droits et des Devoirs des Médecins. Il s'adresse à tous ceux qui étudient, enseignent ou exercent la médecine dans un ordre méthodique toutes les dispositions législatives et réglementaires qui les concernent.

TÉ CLINIQUE ET EXPÉRIMENTAL D'AUSCULTATION appliquée à l'étude des maladies du lu cœur, par le docteur J.-H.-S. Beau, médecin de l'hôpital Cochin, professeur agrégé à la médecine de Paris. Paris, 1856, 1 vol. in-8 de 624 pages. 7 fr. 50

LEÇONS DE PHYSIOLOGIE appliquée à la médecine, faites au Collége de France, par Cl. mbre de l'Institut de France, professeur à la Faculté des Sciences, professeur au Collége de s, 1855-1856, 2 vol. in-8 de 500 pages, avec figures. 14 fr.
, 1856. In-8 avec figures. 7 fr.
SUR LE PANCRÉAS et sur le rôle du suc pancréatique dans les phénomènes digestifs, particu- ns la digestion des matières grasses neutres. Paris, 1856, in-4 avec 9 planches. 12 fr.
MÉDECINE du collége de France. *Leçons sur les effets des substances toxiques et médicamen-* l. Bernard, membre de l'Institut de France. Paris, 1857, 1 vol. in-8, avec figures intercalées 7 fr.
COURS DE MÉDECINE DU COLLÉGE DE FRANCE, *Leçons sur la physiologie et la patho- tème nerveux*, par Cl. Bernard. Paris, 1858, 2 vol. in-8, avec figures intercalées dans le texte.

DUGÈS. TRAITÉ PRATIQUE DES MALADIES DE L'UTÉRUS ET DE SES ANNEXES, grand nombre d'observations cliniques, par madame Boivin, docteur en médecine, sage-femme, en chef de la maison royale de Santé, et A. Dugès, professeur à la Faculté de médecine de Paris, 1833; 2 vol. in-8., et atlas de 41 pl. in-fol., gravées et coloriées, représentant en *les principales altérations morbides des organes génitaux de la femme*, avec explications. 70 fr.
le bel atlas in-fol. de 41 planches coloriées. 60 fr.
RAITÉ DES MALADIES DES ARTICULATIONS, par le docteur A. Bonnet, chirurgien en el-Dieu de Lyon, professeur de clinique chirurgicale à l'École de médecine. Paris, 1845, 2 vol. de 16 pl. in-4. 20 fr.
THÉRAPEUTIQUE DES MALADIES ARTICULAIRES, par le docteur A. Bonnet. Paris, de 700 pages, in-8, avec 97 planches intercalées dans le texte. 9 fr.
être considéré comme la suite et le complément du *Traité des Maladies des Articulations*, auquel l'auteur ologie, le diagnostic et l'anatomie pathologique.
TRAITÉ PRATIQUE DES MALADIES DES NOUVEAU-NÉS ET DES ENFANTS à la ma- édé d'un Précis sur l'hygiène et l'éducation physique des jeunes enfants, par le docteur professeur agrégé à la Faculté de médecine, médecin de l'hôpital Sainte-Eugénie (Enfants). ition, corrigée et considérablement augmentée. Paris, 1855, 1 vol. in-8 de 860 pages. 9 fr.
X ÉLÉMENTS DE PATHOLOGIE GÉNÉRALE ET DE SÉMÉIOLOGIE. Paris, 1857, 1 vol. 1064 pages, illustré de 62 figures d'anatomie pathologique générale intercalées dans le 11 fr.
ES SIGNES DE LA MORT et des moyens de prévenir les enterrements prématurés, par le Bouchut, médecin des hôpitaux de Paris. Ouvrage couronné par l'Institut de France. Paris, de 400 pages. 3 fr. 50
RAITÉ DE GÉOGRAPHIE ET DE STATISTIQUE MÉDICALE ET DES MALADIES ENDÉ- omprenant la Météorologie, la Géologie médicale, les Lois statistiques de la population et de la distribution géographique des maladies et la pathologie comparée des races humaines, par -Ch.-M. Boudin, médecin en chef de l'hôpital militaire du Roule. Paris, 1857, 2 vol. grand cartes et tableaux. 20 fr.
D. TRAITÉ CLINIQUE DES MALADIES DU COEUR, précédé de recherches nouvelles sur t la physiologie de cet organe, par J. Bouillaud, professeur de clinique médicale à la Faculté de Paris, médecin de l'hôpital de la Charité. *Deuxième édition, augmentée*. Paris, 1841; in-8, avec 8 pl. gravées. 16 fr.
LINIQUE DU RHUMATISME ARTICULAIRE et de la loi de coïncidence des inflammations du ette maladie. Paris, 1840, in-8. 7 fr. 50
E NOSOGRAPHIE MÉDICALE, par J. Bouillaud. Paris, 1846; 5 forts vol. in-8. 35 fr.
CLINIQUE ET EXPÉRIMENTAL DES FIÈVRES DITES ESSENTIELLES, Paris, 1826, 7 fr.
MÉDICALE DE L'HOPITAL DE LA CHARITÉ, ou Exposition statistique des diverses mala- à la clinique de cet hôpital. Paris, 1837; 3 vol. in-8. 21 fr.
LA PHILOSOPHIE MÉDICALE et sur les généralités de la clinique médicale, précédé d'un losophique des principaux progrès de la médecine, et suivi d'un parallèle des résultats de la saignées coup sur coup dans le traitement des phlegmasies aiguës. 1837, in-8. 6 fr.
TRAITÉ THÉORIQUE ET PRATIQUE DE LA MÉTHODE ANESTHÉSIQUE, appliquée à la aux différentes branches de l'art de guérir, par le docteur E.-F. Bouisson, professeur de irurgicale à la Faculté de médecine de Montpellier. Paris, 1850, 1 volume in-8 de 7 fr. 50
DE LA PARALYSIE CONSIDÉRÉE CHEZ LES ALIÉNÉS, recherches faites dans le service et de MM. Royer-Collard et Esquirol; par L.-F. Calmeil, D. M. P., médecin en chef de la mai- de des aliénés de Charenton. Paris, 1826, in-8. 6 fr. 50
. TRAITÉ DES MALADIES DU CUIR CHEVELU, suivi de Conseils hygiéniques sur les soins la chevelure, par le docteur Alph. Cazenave, médecin de l'hôpital Saint-Louis, Paris, 1850; accompagné de 8 planches gravées et coloriées. 8 fr.
TRAITÉ PRATIQUE DE L'ART DES ACCOUCHEMENTS, par M. Chailly (Honoré), membre nie impériale de médecine, professeur de l'art des accouchements, ancien chef de clinique de la accouchement à la Faculté de médecine de Paris. *Troisième édition*, considérablement augmentée. 1 vol. in-8 de 1050 pages, accompagné de 275 figures intercalées dans le texte, et propres à 10 fr.
par l'Université pour les facultés de médecine, les écoles préparatoires et les cours départementaux institués mmes.
TRAITÉ ÉLÉMENTAIRE DES MALADIES DE LA PEAU, d'après l'enseignement théorique et liniques de M. le docteur Cazenave, médecin de l'hôpital Saint-Louis, par M. le docteur cien interne de l'hôpital Saint-Louis. Paris, 1853, 1 vol. in-8. 6 fr. 50 c.
. TRAITÉ D'ANATOMIE COMPARÉE DES ANIMAUX DOMESTIQUES, par A. Chauveau, chef anatomiques de l'École impériale vétérinaire de Lyon. Paris, 1857, 1 vol. in-8 de 800 pages gures intercalées dans le texte. 14 fr.
NAC. CLINIQUE CHIRURGICALE DE L'HOPITAL LA RIBOISIÈRE, par E. Chassaignac, pro- gé de la Faculté de médecine de Paris, chirurgien de l'hôpital de la Riboisière. Paris, 1855- rties in-8, avec figures intercalées dans le texte.
sur l'hypertrophie des amygdales et sur une nouvelle méthode opératoire pour leur ablation, es. 2 fr.
sur la trachéotomie, avec 8 figures. 2 fr.
sur le traitement des tumeurs hémorrhoïdales par la méthode de l'écrasement linéaire, 2 fr. 50
E L'ÉCRASEMENT LINÉAIRE, nouvelle méthode pour prévenir l'effusion du sang dans les opé- rurgicales, par M.-E. Chassaignac. Paris, 1856, in-8 de 560 pages, avec 40 figures intercalées te. 7 fr.
TRAITÉ PRATIQUE DES MALADIES DES ORGANES GÉNITO URINAIRES, par le docteur Ci- bre de l'Institut, de l'Académie impériale de médecine. *Nouvelle édition* augmentée. Paris, l. in-8, avec figures. 24 fr.
le plus pratique et le plus complet sur la matière, est ainsi divisé : T. I. *Maladies de l'urètre*; T. II. *Maladies ssie et de la prostate*; T. III. *Maladies du corps de la vessie*.
PRATIQUE ET HISTORIQUE DE LA LITHOTRITIE, par le docteur Civiale. Paris, 1847, 1 vol.) pages avec 8 planches. 8 fr.
LE DES DIVERS MOYENS DE TRAITER LES CALCULEUX, contenant l'examen comparatif ritie et de la cystotomie, sous le rapport de leurs divers procédés, de leurs modes d'application, antages ou inconvénients respectifs; par le docteur Civiale. Paris, 1835, in-8, fig. 8 fr.
AITÉ DE PHYSIOLOGIE COMPARÉE DES ANIMAUX DOMESTIQUES, par M. G.-C. Colin, vice d'anatomie et de physiologie à l'École impériale vétérinaire d'Alfort. Paris, 1854-1856, 2 vol. chacun 700 pag., avec 114 fig. interc. dans le texte. 18 fr.
VE. TRAITÉ D'ÉLECTRICITÉ théorique et appliquée; par A.-A. de la Rive, membre corres l'Institut de France, ancien professeur de l'Académie de Genève. Paris, 1854-1858, 3 vol. in-8, gures intercalées dans le texte. Prix de chaque volume. 9 fr.
ses applications de l'électricité aux sciences et aux arts, les lieux qui l'unissent à toutes les autres parties des ques ont rendu son étude indispensable au chimiste aussi bien qu'au physicien, au géologue autant qu'au physiolo- eur comme au médecin : tous sont appelés à rencontrer l'électricité sur leur route, tous ont besoin de se famili- n étude. Personne mieux que M. de la Rive, dont le nom se rattache au progrès de cette belle science, ne pouvait n ouvrage des connaissances acquises en électricité et de ses nombreuses applications aux sciences et aux arts.
E CHIRURGICALE DES PRINCIPAUX ANIMAUX DOMESTIQUES, ou Recueil de 30 planches nt : 1° l'anatomie des régions du cheval, du bœuf, du mouton, du cochon, sur lesquelles on es opérations les plus graves; 2° les divers états des dents du cheval, du bœuf, du mouton, du iquant l'âge de ces animaux; 3° les instruments de chirurgie vétérinaire, avec un texte explicatif; blanc, médecin vétérinaire, ancien répétiteur à l'école impériale vétérinaire d'Alfort, et A. Trous- fesseur à la Faculté de médecine de Paris, 1 vol. grand in-fol., composé de 30 planches gra- loriées avec soin. 42 fr.

DICTIONNAIRE UNIVERSEL DE MATIÈRE MÉDICALE ET DE THÉRAPEUTIQUE GÉNÉRALE contenant l'indication, la description et l'emploi de tous les médicaments connus dans les diverses parties du globe, par F.-V. Mérat et A.-J. Delens, membres de l'Académie impériale de médecine, *ouvrage complet*. Paris, 1829-1846: 7 forts vol. in-8. 20 fr.

DONNÉ. COURS DE MICROSCOPIE COMPLÉMENTAIRE DES ÉTUDES MÉDICALES : Anatomie microscopique et physiologie des fluides de l'économie, par le docteur A. Donné, recteur de l'Académie de Montpellier, ancien chef de clinique de la Faculté de médecine de Paris, professeur de microscopie. Paris, 1844. in-8 de 550 pages. 7 fr. 50

— ATLAS DU COURS DE MICROSCOPIE, exécuté d'après nature, au microscope daguerréotype, par le docteur A. Donné et L. Foucault. Paris, 1846. In-fol. de 20 planches contenant 80 figures gravées avec le plus grand soin, avec un texte descriptif. 30 fr.
C'est pour la première fois que les auteurs, ne voulant se fier ni à leur propre main ni à celle d'un dessinateur, ont eu la pensée d'appliquer la merveilleuse découverte du daguerréotype à la représentation des sujets scientifiques : c'est un avantage qui sera apprécié des observateurs, que celui d'avoir pu reproduire les objets tels qu'ils se trouvent disséminés dans le champ microscopique, au lieu de se borner au choix de quelques échantillons, comme on le fait généralement; car dans cet ouvrage tout est reproduit avec une fidélité rigoureuse inconnue jusqu'ici, au moyen des procédés photographiques.

DUBRUEIL. DES ANOMALIES ARTÉRIELLES considérées dans leurs rapports avec la pathologie et les opérations chirurgicales, par le docteur J. Dubrueil, professeur d'anatomie à la Faculté de médecine de Montpellier. Paris, 1847, 1 vol. in-8 et atlas in-4 de 17 planches coloriées. 20 fr.

DUCHENNE. DE L'ÉLECTRISATION LOCALISÉE et de ses applications à la physiologie, à la pathologie et à la thérapeutique; par le docteur Duchenne (de Boulogne), lauréat de l'Institut de France. Paris, 1855, 1 vol. in-8 de 930 pages, avec 108 figures intercalées dans le texte. 11 fr.

DUGÈS. MÉMOIRE SUR LA CONFORMITÉ ORGANIQUE dans l'échelle animale, par Ant. Dugès, professeur de la Faculté de médecine de Montpellier. Paris 1832, in-4 avec planches. 6 fr.

— RECHERCHES SUR L'OSTÉOLOGIE ET LA MYOLOGIE DES BATRACIENS, ouvrage couronné et publié aux frais de l'Institut de France. Paris, 1845, in-4 avec 20 planches gravées. 10 fr.

DUPUYTREN. MÉMOIRE SUR UNE MANIÈRE NOUVELLE DE PRATIQUER L'OPÉRATION DE LA PIERRE, par le baron G. Dupuytren; terminé et publié par L.-J. Sanson, chirurgien de l'Hôtel-Dieu, et L.-J. Bégin, chirurgien en chef de l'hôpital militaire du Val-de-Grâce. Paris, 1836; 1 vol. in-fol., accompagné de 10 belles planches lithographiées par Jacob et représentant l'anatomie chirurgicale des diverses régions intéressées dans cette opération. 20 fr.
« Je lègue à MM. Sanson aîné et Bégin le soin de terminer et de publier un ouvrage déjà en partie imprimé sur la taille de Celse, et d'y ajouter la description d'un moyen nouveau d'arrêter les hémorrhagies. » *Testament de Dupuytren.*

DUTROCHET. MÉMOIRES POUR SERVIR A L'HISTOIRE ANATOMIQUE ET PHYSIOLOGIQUE DES VÉGÉTAUX ET DES ANIMAUX; par M. Dutrochet, membre de l'Institut, avec cette épigraphe : « Je considère comme non avenu tout ce que j'ai publié précédemment sur ces matières et qui ne se trouve point reproduit dans cette collection. » Paris, 1837; 2 forts vol. in-8, avec atlas de 30 pl. gravées. 12 fr.

ESQUIROL. DES MALADIES MENTALES, considérées sous les rapports médical, hygiénique et médico-légal, par E. Esquirol, médecin en chef de la maison des aliénés de Charenton, membre de l'Académie impériale de médecine, etc. Paris, 1839; 2 forts vol. in-8, avec un atlas de 28 planches gravées. 20 fr.
« L'ouvrage que j'offre au public est le résultat de quarante ans d'études et d'observations. J'ai observé les symptômes de la Folie et j'ai essayé les meilleures méthodes de traitement; j'ai étudié les mœurs, les habitudes et les besoins des aliénés, au milieu desquels j'ai passé ma vie; m'attachant aux faits, je les ai rapprochés par leurs affinités; je les raconte tels que je les ai vus. J'ai rarement cherché à les expliquer, et je me suis arrêté devant les systèmes qui m'ont toujours paru plus séduisants par leur éclat qu'utiles par leur application. » *Extrait de la préface de l'auteur.*

FLOURENS. RECHERCHES EXPÉRIMENTALES SUR LES FONCTIONS ET LES PROPRIÉTÉS DU SYSTÈME NERVEUX, par P. Flourens, professeur au Muséum d'histoire naturel, secrétaire perpétuel de l'Académie des sciences de l'Institut, etc. *Deuxième édition, considérablement augmentée*. Paris, 1842, in-8. 7 fr. 50

— MÉMOIRES D'ANATOMIE ET DE PHYSIOLOGIE COMPARÉES, contenant des recherches sur 1° les lois de la symétrie dans le règne animal; 2° le mécanisme de la rumination; 3° le mécanisme de la respiration des poissons; 4° les rapports des extrémités antérieures et postérieures dans l'homme, les quadrupèdes et les oiseaux. Paris, 1844; gr. in-4, avec 8 planches gravées et coloriées. 18 fr.

— THÉORIE EXPÉRIMENTALE DE LA FORMATION DES OS. Paris, 1847, in-8, avec 7 planches. 7 fr. 50

— COURS DE PHYSIOLOGIE COMPARÉE. De l'Ontologie ou étude des êtres. Leçons professées au Muséum d'histoire naturelle, par P. Flourens, recueillies par Ch. Roux, et revues par le professeur. Paris, 1856, in-8. 3 fr. 50

— HISTOIRE DE LA DÉCOUVERTE DE LA CIRCULATION DU SANG. Paris, 1854, in-12. 3 fr.

FRANK. TRAITÉ DE MÉDECINE PRATIQUE, par P.-J. FRANK, traduit du latin, par J.-M.-C. Goudareau, docteur en médecine, *deuxième édition, revue, augmentée* des observations et réflexions pratiques contenues dans l'*Interpretationes clinicæ*, accompagnée d'une *Introduction* par M. le docteur Double, membre de l'Institut, de l'Académie impériale de médecine, etc. Paris, 1842, 2 forts vol. grand in-8, à deux colonnes. 24 fr.

GEOFFROY SAINT-HILAIRE. HISTOIRE GÉNÉRALE ET PARTICULIÈRE DES ANOMALIES DE L'ORGANISATION CHEZ L'HOMME ET LES ANIMAUX. Ouvrage comprenant des recherches sur les caractères, la classification, l'influence physiologique et pathologique, les rapports généraux, les lois et les causes des Monstruosités, des variétés et vices de conformation, ou Traité de tératologie; par Isid. Geoffroy Saint-Hilaire, membre de l'Institut, professeur de zoologie au Muséum d'Histoire naturelle, etc. Paris, 1832-1836; 3 forts volumes in-8, et atlas de 20 planches. 27 fr.

GUIBOURT. HISTOIRE NATURELLE DES DROGUES SIMPLES, ou Cours d'histoire naturelle professé à l'École de pharmacie de Paris, par J.-B. Guibourt, professeur à l'École de pharmacie, membre de l'Académie impériale de médecine. *Quatrième édition, corrigée et considérablement augmentée*. Paris, 1849-1851, 4 forts volumes in-8, avec 800 figures intercalées dans le texte. 30 fr.

— PHARMACOPÉE RAISONNÉE, ou Traité de pharmacie pratique et théorique, par N.-E. Henry et J. Guibourt. *Troisième édition, revue et considérablement augmentée*. Paris, 1847, in-8, de 800 pages à deux colonnes avec 22 planches. 8 fr.

GUILLOT. EXPOSITION ANATOMIQUE DE L'ORGANISATION DU CENTRE NERVEUX dans les quatre classes d'animaux vertébrés, par le docteur Nat. Guillot, médecin de l'hospice de la Salpêtrière, Professeur de la Faculté de médecine de Paris. (Ouvrage couronné par l'Académie royale de Bruxelles.) Paris, 1844, in-4 de 370 pages avec 18 planches, contenant 224 figures. 16 fr.

ITARD. TRAITÉ DES MALADIES DE L'OREILLE ET DE L'AUDITION, par J.-M. Itard, médecin de l'institution des Sourds-Muets de Paris. *Deuxième édition* considérablement augmentée, et publiée par les soins de l'Académie impériale de médecine. Paris, 1842, 2 vol. in-8, avec 3 planches. 14 fr.

JOBERT. TRAITÉ DE CHIRURGIE PLASTIQUE, par le docteur Jobert de Lamballe, chirurgien de l'Hôtel-Dieu, membre de l'Académie impériale de médecine, etc. Paris, 1849, 2 vol. in-8, et atlas de 18 pl. in-fol. gravées et coloriées d'après nature. 50 fr.
Ouvrage couronné par l'Institut de France.

— TRAITÉ DES FISTULES VÉSICO-UTÉRINES, VÉSICO-UTÉRO-VAGINALES, ENTÉRO-VAGINALES et RECTO-VAGINALES, par le docteur Jobert (de Lamballe), chirurgien de l'Hôtel-Dieu. Paris, 1852, in-8, avec 10 figures intercalées dans le texte. 7 fr. 50
Ouvrage *faisant suite* et servant de *Complément* au TRAITÉ DE CHIRURGIE PLASTIQUE.

JOURDAN. PHARMACOPÉE UNIVERSELLE, ou Conspectus des pharmacopées d'Amsterdam, Anvers, Dublin, Édimbourg, Ferrare, Genève, Grèce, Hambourg, Londres, Oldenbourg, Parme, Sleswig, Strasbourg, Turin, Wurtzbourg; américaine, autrichienne, batave, belge, danoise, espagnole, finlandaise, française, hanovrienne, hessoise, polonaise, portugaise, prussienne, russe, sarde, saxonne, suédoise et wurtembourgeoise; des dispensaires de Brunswick, de Fulde, de la Lippe et du Palatinat; des pharmacopées militaires de Danemarck, de France et de Wurtzbourg; des formulaires et pharmacopées d'Ammon, Augustin, Béral, Bories, Brera, Brugnatelli, Cadet de Gassicourt, Cottereau, Cox, Ellis, Foy, Giordano, Guibourt, Hufeland, Magendie, Phœbus, Pidérit, Pierquin, Radius, Ratier, Saunders, Schubert, Sainte-Marie, Soubeiran, Spielmann, Swediaur, Taddei et Van Mons. Ouvrage contenant les caractères essentiels et la synonymie de toutes les substances citées dans ces recueils, avec l'indication, à chaque préparation, de ceux qui l'ont adoptée, des procédés divers recommandés pour l'exécution, des variantes qu'elle présente dans les différents formulaires, des noms officinaux sous lesquels on la désigne dans divers pays, et des doses auxquelles on l'administre, par A.-J.-L. Jourdan, membre de l'Académie impériale de médecine. *Deuxième édition, entièrement refondue et considérablement augmentée, et Précédée de tableaux présentant la Concordance des divers poids médicinaux de l'Europe entre eux et avec le système décimal*. Paris, 1840. 2 forts vol. in-8, de 800 pages chacun à deux colonnes. 25 fr.

LAMARCK. HISTOIRE NATURELLE DES ANIMAUX SANS VERTÈBRES, présentant les caractères généraux et particuliers de ces animaux, leurs classes, leurs familles, leurs genres et la citation synonymique des principales espèces qui s'y rapportent, par J.-B. Lamarck, professeur au Muséum d'histoire naturelle, *deuxième édition, revue et augmentée de faits nouveaux dont la science s'est enrichie jusqu'à ce jour*, par M.-G.-P. Deshayes et A. Milne Edwards. Paris, 1835-1845, 11 forts vol. in-8. Prix de chaque. 8 fr.
Cette nouvelle édition, considérablement augmentée, est distribuée ainsi : T. I, *Introduction, Infusoires*; T. II, *Polypiers*; T. III, *Radiaires, Tuniciers, Vers, Organisation des Insectes*; T. IV, *Insectes*; T. V, *Arachnides, Crustacés, Annélides*; T. VI, VII, VIII, IX, X, XI, *Histoire des Mollusques*, et *Table générale alphabétique*.

LECANU. COURS COMPLET DE PHARMACIE, par L. R. Lecanu, professeur à l'École de pharmacie de Paris, membre de l'Académie impériale de Médecine, 1842, etc. 2 vol. in-8, 14 fr.

LECOQ et **JUILLET.** DICTIONNAIRE RAISONNÉ DES TERMES DE BOTANIQUE ET DES FAMILLES NATURELLES, contenant l'étymologie et la description détaillée de tous les organes, leur synonymie et la définition des adjectifs qui servent à les décrire; suivi d'un Vocabulaire des termes grecs et latins le plus généralement employés dans la Glossologie botanique; par H. Lecoq, professeur d'histoire naturelle à la Faculté des sciences et directeur du Jardin botanique de Clermont-Ferrand, et le docteur Juillet. Paris, 1831; 1 fort vol. in-8. 9 fr.

LECOQ. ÉLÉMENTS DE GÉOGRAPHIE PHYSIQUE ET DE MÉTÉOROLOGIE, ou Résumé des notions acquises sur les grands phénomènes de la nature, servant d'introduction à l'étude de la géologie. Paris, 1838; 1 fort vol. in-8, avec 4 planches gravées. 9 fr.

LECOQ. ÉLÉMENTS DE GÉOLOGIE ET D'HYDROGRAPHIE, ou Résumé des notions acquises sur les grandes lois de la nature, faisant suite et servant de complément aux Éléments de géographie physique et de météorologie. Paris, 1838; 2 forts vol. in-8, avec 8 planches gravées. 15 fr.

LÉLUT. QU'EST-CE QUE LA PHRÉNOLOGIE? ou Essai sur la signification et la valeur des Systèmes de Psychologie en général, et de celui de Gall en particulier, par F. Lélut, médecin de l'hospice de la Salpêtrière, membre de l'Institut. Paris, 1836, in-8. 7 fr.

— DE L'ORGANE PHRÉNOLOGIQUE DE LA DESTRUCTION CHEZ LES ANIMAUX, ou Examen de cette question : Les animaux carnassiers ou féroces ont-ils, à l'endroit des tempes, le cerveau, et par suite le crâne, plus large proportionnellement à sa longueur que ne l'ont les animaux d'une nature opposée? par F. Lélut. Paris, 1838; in-8, fig. 2 fr. 50

— DU DÉMON DE SOCRATE, spécimen d'une application de la science psychologique à celle de l'histoire, par le docteur L.-F. Lélut, membre de l'Institut, médecin de l'hospice de la Salpêtrière. *Nouvelle édition* revue, corrigée et augmentée d'une préface. Paris, 1856, in-18 de 348 pages. 3 fr. 50

— L'AMULETTE DE PASCAL, pour servir à l'histoire des hallucinations, par le docteur F. Lélut. Paris, 1846, in-8. 6 fr.

LEMOINE. DU SOMMEIL au point de vue physiologique et psychologique, par Albert Lemoine, professeur de philosophie à la Faculté des lettres de Bordeaux. *Ouvrage couronné par l'Institut de France* (*Académie des sciences morales et politiques*). Paris, 1855, in-12 de 410 pages. 3 fr. 50

LEURET et **GRATIOLET.** ANATOMIE COMPARÉE DU SYSTÈME NERVEUX, considéré dans ses rapports avec l'intelligence; par Fr. Leuret, médecin de l'hospice de Bicêtre, et P. Gratiolet, chef des travaux anatomiques, aide-naturaliste au Muséum d'histoire naturelle. Paris, 1839-1857

Ouvrage complet: 2 vol. in-8 et atlas de 32 planches in-folio, dessinées d'après nature et gravées avec le plus grand soin. Figures noires : 48 fr.

Le même, figures coloriées : 96 fr.

Le tome Ier, par Leuret, comprend la description de l'encéphale et de la moelle rachidienne, le volume, le poids, la structure de ces organes chez les animaux vertébrés; l'histoire du système ganglionnaire des animaux articulés et des mollusques; et l'exposé de la relation qui existe entre la perfection progressive de ces centres nerveux, et l'état des facultés instinctives, intellectuelles et morales.

Le tome II, par Gratiolet, comprend l'anatomie du cerveau de l'homme et des singes, des recherches nouvelles sur le développement du crâne et du cerveau, et une analyse comparée des fonctions de l'intelligence humaine.

Séparément le tome II. Paris, 1857, in-8 de 692 pages, avec Atlas de 16 planches dessinées d'après nature, gravées, figures noires : 24 fr.

Figures coloriées : 48 fr.

LÉVY. TRAITÉ D'HYGIÈNE PUBLIQUE ET PRIVÉE, par le docteur Michel Lévy, inspecteur du service de santé des armées, ancien médecin en chef de l'hôpital militaire de perfectionnement du Val-de-Grâce. *Troisième édition revue, corrigée et augmentée.* Paris, 1857; 2 forts vol. in-8. 17 fr.

LOUIS. RECHERCHES ANATOMIQUES, PATHOLOGIQUES ET THÉRAPEUTIQUES sur la maladie connue sous les noms de FIÈVRE TYPHOÏDE, Putride, Adynamique, Ataxique, Bilieuse, Muqueuse, Entérite folliculeuse, Gastro-Entérite, Dothinentérite, etc., considérée dans ses rapports avec les autres affections aiguës; par P.-Ch. Louis, D. M. P., médecin de l'Hôtel-Dieu, membre de l'Académie impériale de médecine. *Deuxième édition considérablement augmentée.* Paris, 1841, 2 vol. in-8. 13 fr.

— RECHERCHES ANATOMIQUES, PATHOLOGIQUES ET THÉRAPEUTIQUES SUR LA PHTHISIE, par P.-Ch. Louis. *Deuxième édition considérablement augmentée.* Paris, 1843, in-8. 8 fr.

LUCAS. TRAITÉ PHYSIOLOGIQUE ET PHILOSOPHIQUE DE L'HÉRÉDITÉ NATURELLE DANS LES ÉTATS DE SANTÉ ET DE MALADIE DU SYSTÈME NERVEUX, avec l'application méthodique des lois de la procréation au traitement général des affections dont elle est le principe. Ouvrage où la question est considérée dans ses rapports avec les lois primordiales, les théories de la génération, les causes déterminantes de la sexualité, des modifications acquises de la nature originelle des êtres et les diverses formes de névropathie et d'aliénations mentales, par le docteur P. Lucas. Paris, 1847-1850, 2 forts vol. in-8. 16 fr.

MAGENDIE. PHÉNOMÈNES PHYSIQUES DE LA VIE. Leçons professées au collége de France, par M. Magendie, membre de l'Institut, professeur au Collége de France, médecin de l'Hôtel-Dieu. Paris, 1842, 4 vol. in-8. 10 fr.

MALGAIGNE. TRAITÉ DES FRACTURES ET DES LUXATIONS. Paris 1847-1855; 2 forts vol. in-8 et atlas de 30 planches in-folio. 33 fr.

— Le tome II *Traité des luxations.* Paris, 1855; in-8 de 1050 pages, avec Atlas de 14 planches in-folio et le texte explicatif des 30 planches des deux volumes. 16 fr. 50

— TRAITÉ D'ANATOMIE CHIRURGICALE ET DE CHIRURGIE EXPÉRIMENTALE. *Deuxième édition.* considérablement augmentée. Paris, 1858, 2 forts volumes, in-8.

MANDL et **EHRENBERG.** TRAITÉ PRATIQUE DU MICROSCOPE et de son emploi dans l'étude des corps organisés, par le docteur L. Mandl; suivi de Recherches sur l'organisation des animaux infusoires, par C.-G. Ehrenberg, professeur à l'Université de Berlin. Paris, 1839, in-8 avec 14 planches. 8 fr.

MARC. DE LA FOLIE considérée dans ses rapports avec les questions médico-judiciaires, par C.-C.-H. Marc, médecin assermenté près les tribunaux, membre de l'Académie impériale de médecine. Paris, 1840, 2 vol. in-8. 15 fr.

MARTIN-SAINT-ANGE. ÉTUDE DE L'APPAREIL REPRODUCTEUR DANS LES CINQ CLASSES D'ANIMAUX VERTÉBRÉS, au point de vue anatomique, physiologique et zoologique, par le docteur G.-M. Martin-Saint-Ange. Mémoire couronné par l'Institut (Académie des sciences). Paris, 1854, grand in-4 de 234 pages, plus 17 planches gravées dont une coloriée. 25 fr.

MOREL. TRAITÉ DES DÉGÉNÉRESCENCES PHYSIQUES, INTELLECTUELLES ET MORALES DE L'ESPÈCE HUMAINES, et des causes qui produisent ces variétés maladives, par le docteur B.-A. Morel, médecin en chef de l'asile des aliénés de Saint-Yon (Seine-Inférieure), ancien médecin en chef de l'asile de Mareville (Meurthe). Paris, 1857, 1 vol. in-8 de 700 pag., illustré d'un Atlas de 12 pl. lithog. 12 fr.

MULLER. MANUEL DE PHYSIOLOGIE. par J. Müller, professeur d'anatomie et de physiologie à l'Université de Berlin, etc.; traduit de l'allemand sur la dernière édition, avec des additions, par le docteur A.-J.-L. Jourdan, membre de l'Académie impériale de médecine. *Deuxième édition, revue et annotée* par E. Littré, membre de l'Institut de France; *accompagnée de 300 figures intercalées dans le texte et de 4 planches gravées.* Paris, 1851, 3 beaux vol. grand in-8, de chacun 800 pages. 20 fr.

NAEGELE. DES PRINCIPAUX VICES DE CONFORMATION DU BASSIN, et spécialement du rétrécissement oblique, par F.-Ch. Naegelé, professeur d'accouchement à l'Université de Heidelberg; traduit de l'allemand, avec des notes, par A.-C. Danyau, professeur et chirurgien adjoint de l'hospice de la Maternité. Paris, 1840, 1 vol. grand in-8 avec 16 planches. 8 fr.

NYSTEN. DICTIONNAIRE DE MÉDECINE, DE CHIRURGIE, DE PHARMACIE, des Sciences accessoires et de l'Art vétérinaire, de P.-H. Nysten; *onzième édition*, revue, corrigée et entièrement refondue, par E. Littré, membre de l'Institut de France, et Ch. Robin, professeur agrégé à la Faculté de médecine de Paris; ouvrage augmenté de la Synonymie *grecque*, *latine*, *allemande*, *anglaise*, *espagnole* et *italienne*, suivi d'un vocabulaire de ces diverses langues; illustré de 500 figures intercalées dans le texte. Paris, 1858, un beau volume grand in-8 de 1500 pages à deux colonnes. 18 fr.

Demi-reliure, veau, très soignée, 3 fr.

Demi-reliure, maroquin, très soignée, 4 fr.

Les progrès incessants de la science rendaient nécessaires, pour cette *onzième édition*, de nombreuses additions, une révision générale de l'ouvrage, et plus d'unité dans l'ensemble des mots consacrés aux théories nouvelles et aux faits nouveaux que l'emploi du microscope, les progrès de l'anatomie générale, normale et pathologique, de la physiologie, de la pathologie, de la chimie, de l'art vétérinaire, etc., ont créés. C'est M. Littré, connu par sa vaste érudition et par son savoir étendu dans la littérature médicale nationale et étrangère, qui s'est chargé de cette tâche importante, avec la collaboration de M. le docteur Ch. Robin, que de récents travaux ont placé si haut dans la science. Une addition importante, qui sera justement appréciée, c'est la Synonymie *grecque, latine, allemande, anglaise, italienne, espagnole*, qui est ajoutée à cette *onzième édition*, et qui, avec les vocabulaires, en fera un Dictionnaire polyglotte.

PHILIPEAUX. TRAITÉ PRATIQUE DE LA CAUTÉRISATION, d'après l'enseignement clinique de M. le professeur A. Bonnet (de Lyon), par le docteur R. Philipeaux, ancien interne des hôpitaux civils de Lyon, *ouvrage couronné par la Société des sciences médicales et naturelles de Bruxelles.* Paris, 1856, 1 vol. in-8 de 630 pages, avec 67 planches intercalées dans le texte. 8 fr.

POUCHET. THÉORIE POSITIVE DE L'OVULATION SPONTANÉE et de la fécondation dans l'espèce humaine et les mammifères, basée sur l'observation de toute la série animale, par le docteur F.-A. Pouchet, professeur de zoologie au musée d'histoire naturelle de Rouen. *Ouvrage qui a obtenu le grand prix de physiologie à l'Institut de France.* Paris, 1847, 1 vol. in-8 de 500 pages, avec atlas in-4° de 20 planches gravées et coloriées. 36 fr.

Dans son rapport à l'Académie, en 1845, la commission s'exprimait ainsi en résumant son opinion sur cet ouvrage : *Le travail de M. Pouchet se distingue par l'importance des résultats, par le soin scrupuleux de l'exactitude, par l'étendue des vues, par une méthode excellente.* Cette seule citation est un jugement concis et complet du livre que nous annonçons, et qui ne peut manquer d'être lu avec intérêt par tous les médecins ou les zoologistes studieux.

— HISTOIRE DES SCIENCES NATURELLES AU MOYEN AGE, ou Albert le Grand et son époque considérés comme point de départ de l'école expérimentale, par F.-A. Pouchet. Paris, 1853, 1 beau vol. in-8. 9 fr.

PRICHARD. HISTOIRE NATURELLE DE L'HOMME, comprenant des Recherches sur l'influence des agents physiques et moraux considérés comme cause des variétés qui distinguent entre elles les différentes races humaines, par J.-C. Prichard, membre de la Société royale de Londres, correspondant de l'Institut de France; traduit de l'anglais par F.-D. Roulin, sous-bibliothécaire de l'Institut. Paris, 1843, 2 vol. in-8, accompagnés de 40 planches gravées et coloriées et de 90 figures intercalées dans le texte. 20 fr.

RASPAIL. NOUVEAU SYSTÈME DE CHIMIE ORGANIQUE, fondé sur de nouvelles méthodes d'observation; précédé d'un Traité complet sur l'art d'observer et manipuler en grand et en petit dans le laboratoire et sur le porte-objet du microscope, par F.-V. Raspail. *Deuxième édition entièrement refondue*, accompagnée d'un atlas in-4 de 20 planches de figures dessinées d'après nature, gravées avec le plus grand soin. Paris, 1838, 3 forts vol. in-8 et atlas in-4. 30 fr.

— NOUVEAU SYSTÈME DE PHYSIOLOGIE VÉGÉTALE ET DE BOTANIQUE, fondé sur les méthodes d'observation développées dans le Nouveau système de chimie organique, par F.-V. Raspail; accompagné de 60 planches, contenant près de 1000 figures d'analyse, dessinées d'après nature et gravées avec le plus grand soin. Paris, 1837, 2 forts vol. in-8, et atlas de 60 planches. 30 fr.

Le même ouvrage, planches coloriées, 50 fr.

RAYER. TRAITÉ DES MALADIES DES REINS et des altérations de la sécrétion urinai elles-mêmes et dans leurs rapports avec les maladies des uretères, de la vessie, de la rètre, etc.; par P. Rayer, médecin de l'hôpital de la Charité, membre de l'Institut et de l' riale de médecine, etc. Paris, 1839-1841, 3 forts vol. in-8°.

— ATLAS DU TRAITÉ DES MALADIES DES REINS et des altérations de la sécrétion urina l'*Anatomie pathologique* des reins, de la vessie, de la prostate, des uretères, de l'urètre magnifique composé de 60 planches grand in-folio, gravées et coloriées d'après nature descriptif. Prix :

Ce bel ouvrage est ainsi divisé :

1. — Néphrite simple, Néphrite rhumatismale, Néphrite par poison morbide. — Pl. 1, 2, 3, 4, 5.
2. — Néphrite albumineuse (Maladies de Bright). — P. 6, 7, 8, 9, 10.
3. — Pyélite (inflammation du bassinet et des calices). — P. 11, 12, 13, 14, 15.
4. — Pyélonéphrite, Périnéphrite, Fistules rénales. — Pl. 16, 17, 18, 19, 20.
5. — Hydronéphrose, Kystes urinaires. — Pl. 21, 22, 23, 24, 25.
6. — Kystes séreux, Kystes acéphalocystiques, Vers. — Pl. 26, 27, 28, 29, 30.
7. — Anémie, Hypérémie, Atrophie, Hyper de la vessie. — Pl. 31, 32, 33, 34, 3
8. — Hypertrophie, Vices de conformatic uretères. — Pl. 36, 37, 38, 39, 40.
9. — Tubercules, Mélanoses des reins. 44, 45.
10. — Cancer des reins, Maladies des Pl. 46, 47, 48, 49, 50.
11. — Maladies des tissus élémentaires des conduits excréteurs. — Pl. 51, 52, 5
12. — Maladies des capsules surrénales. - 59, 60.

— TRAITÉ THÉORIQUE ET PRATIQUE DES MALADIES DE LA PEAU, par P. Rayer, méd de la Charité. *Deuxième édition, entièrement refondue.* Paris, 1835. 3 forts vol. in-8, ac bel atlas de 26 pl. grand in-4, gravées et coloriées avec le plus grand soin, représentant, les différentes maladies de la peau et leurs variétés. Prix du texte seul, 3 vol. in-8.

Prix de l'atlas seul, avec explication raisonnée, grand in-4, cartonné.

Prix de l'ouvrage complet, 3 vol. in-8 et atlas in-4, cartonné.

— DE LA MORVE ET DU FARCIN chez l'homme, par le docteur P. Rayer. Paris, 1837, in-4, coloriées.

ROBIN et **VERDEIL.** TRAITÉ DE CHIMIE ANATOMIQUE ET PHYSIOLOGIQUE, norn gique, ou des Principes immédiats normaux et morbides qui constituent le corps de l'hom mifères, par Ch. Robin, docteur en médecine et docteur ès sciences, professeur agrégé médecine de Paris, et F. Verdeil, docteur en médecine, chef des travaux chimiques à l' agricole, professeur de chimie. Paris, 1853, 3 forts vol. in-8, accompagnés d'un atlas dessinées d'après nature, gravées, en partie coloriées.

Le but de cet ouvrage est de mettre les anatomistes et les médecins à portée de connaître exactement la ou moléculaire de la substance organisée et ses trois états fondamentaux, liquide, demi-solide et solide. Son fait au point de vue organique, de chacune des espèces de corps ou Principes immédiats qui, par leur unio cule, constituent cette substance.

ROBIN. HISTOIRE NATURELLE DES VÉGÉTAUX PARASITES qui croissent sur l'homm maux vivants, par le docteur Ch. Robin. Paris, 1853, 1 vol. in-8 de 700 pages, accor atlas de 15 planches, dessinées d'après nature, gravées, en partie coloriées.

Cet ouvrage fixera à un haut point l'attention, non moins par la nouveauté et l'importance des ques que parce que l'auteur a pu examiner son sujet non-seulement en naturaliste, mais en anatomiste, en médecin.

— DU MICROSCOPE ET DES INJECTIONS dans leurs applications à l'anatomie et à la d'une Classification des sciences fondamentales, de celle de la biologie et de l'anatomie en le docteur Ch. Robin. Paris, 1849, 1 vol. in-8 de 450 pages, avec 23 figures intercalées d planches gravées.

— TABLEAUX D'ANATOMIE, comprenant l'exposé de toutes les parties à étudier dans l'homme et dans celui des animaux, par le docteur Ch. Robin. Paris, 1851, in-4.

— Le même, in-4 cartonné.

— TRAITÉ D'ANATOMIE GÉNÉRALE normale et pathologique chez l'homme et les princip (Histoire des éléments anatomiques des tissus et Histologie). Paris, 1858, 2 vol. grand in d'un atlas de 40 pl. gravées. *Sous presse.*

ROCHE, SANSON et **LENOIR.** NOUVEAUX ÉLÉMENTS DE PATHOLOGIE MÉDICO-C ou Traité théorique et pratique de médecine et de chirurgie, par L.-Ch. Roche, membre médecine, J.-L. Sanson, chirurgien de l'Hôtel-Dieu de Paris, professeur de clinique chirurg de médecine de Paris, A. Lenoir, chirurgien de l'hôpital Necker. *Quatrième édition, consid mentée.* Paris, 1844, 5 vol. in-8, de 700 pages ch.

SWAN. LA NÉVROLOGIE, ou Description anatomique des nerfs du corps humain, par le d *Ouvrage couronné par le collége royal des chirurgiens de Londres :* traduit de l'anglais, av par E. Chassaignac, D. M., prosecteur à la Faculté de médecine de Paris, accompagné de 2 gravées à Londres avec le plus grand soin. Paris, 1838, in-4, grand papier vélin, cartonn

Cet ouvrage a acquis un grand intérêt par les nombreuses et importantes additions qu'y a faites M. Chas jointes à des planches d'une exécution parfaite, en font un livre indispensable pour l'étude si intéressante d

TARDIEU. DICTIONNAIRE D'HYGIÈNE PUBLIQUE ET DE SALUBRITÉ, ou Répertoi questions relatives à la santé publique, considérées dans leurs rapports avec les subsistance les professions, les établissements et institutions d'Hygiène publique et de Salubrité, com des Lois, Décrets, Arrêtés, Ordonnances et Instructions qui s'y rattachent; par le doc professeur agrégé à la Faculté de médecine de Paris, médecin de l'hôpital de La Riboisi Comité consultatif d'hygiène publique, médecin assermenté près les tribunaux, etc. Pa 3 forts vol. grand in-8.

TRIQUET. TRAITÉ PRATIQUE DES MALADIES DE L'OREILLE, par le docteur E.-H. interne des hôpitaux de Paris, fondateur et chirurgien d'un Dispensaire pour les maladies d 1857, 1 vol. in-8, avec figures.

TROUSSEAU et **BELLOC.** TRAITÉ PRATIQUE DE LA PHTHISIE LARYNGÉE, de la lar et des maladies de la voix, par A. Trousseau, professeur à la Faculté de médecine de Pa l'hôpital Saint-Antoine, et H. Belloc, D.-M.-P. *Ouvrage couronné à l'Académie impéri* Paris, 1837, 1 vol. accompagné de 9 planches gravées.

Les mêmes figures coloriées.

VALLEIX. GUIDE DU MÉDECIN PRATICIEN, ou Résumé général de Pathologie interne tique appliquées, par le docteur F.-L.-I. Valleix, médecin de l'hôpital de la Pitié, meml médicale d'observation. *Troisième édition, revue, corrigée et augmentée.* Paris, 1854, 5 l in-8 de chacun 800 pages.

— CLINIQUE DES MALADIES DES ENFANTS NOUVEAU-NES, par F.-L.-I. Valleix. Pa in-8, avec 2 planches gravées et coloriées, représentant le céphalématome sous-péri-crân de formation.

— TRAITÉ DES NÉVRALGIES, ou Affections douloureuses des nerfs, par F.-L.-I. Valle in-8.

VELPEAU. NOUVEAUX ÉLÉMENTS DE MÉDECINE OPÉRATOIRE, accompagnés d'un ches in-4, gravées, représentant les principaux procédés opératoires et un grand nombre chirurgie, par A.-A. Velpeau, chirurgien de l'hôpital de la Charité, professeur de clinique Faculté de médecine de Paris. *Deuxième édition entièrement refondue*, et augmentée d'un chirurgie, avec 191 planches intercalées dans le texte. Paris, 1839, 4 forts vol. in-8 de ch et atlas in-4.

Avec les planches de l'atlas coloriées.

— TRAITÉ COMPLET D'ANATOMIE CHIRURGICALE, GÉNÉRALE ET TOPOGRAPHIQ HUMAIN, ou Anatomie considérée dans ses rapports avec la pathologie chirurgicale et la toire. *Troisième édition*, entièrement refondue et augmentée en particulier de tout ce qui vaux modernes sur les aponévroses; par A.-A. Velpeau. Paris, 1837, 2 forts vol. in-8, avc in-4 gravées.

— MANUEL PRATIQUE DES MALADIES DES YEUX. Paris, 1840, gr. in-18 de 700 page

— EMBRYOLOGIE ou OVOLOGIE HUMAINE, Histoire descriptive et iconographique de l'o A.-A. Velpeau. Paris, 1833, in-fol. accompagné de 15 belles planches lithographiées av soin par A. Chazal.

VIDAL. TRAITÉ DE PATHOLOGIE EXTERNE ET DE MÉDECINE OPÉRATOIRE, ave d'anatomie des tissus et des régions, par A. Vidal (de Cassis), chirurgien de l'hôpital du agrégé à la Faculté de médecine de Paris, etc. *Quatrième édition, entièrement refondue et augmentée.* Paris, 1855, 5 vol. in-8 de 800 pages chacun, accompagnés de plus de 585 fig. le texte.

Le *Traité de pathologie externe*, de M. Vidal (de Cassis), dès son apparition, a pris rang parmi les livre devenu entre les mains des élèves un guide pour l'étude, et les maîtres le considèrent comme le *Compendiu praticien*, parce qu'à un grand talent d'exposition dans la description des maladies, l'auteur joint une puissan dans la discussion et dans l'appréciation des méthodes et procédés opératoires. La quatrième édition a reçu importantes, et ce qui ajoute à l'*utilité* du *Traité de pathologie externe*, c'est le grand nombre de figures texte. Qui ne sait que ce qui frappe les yeux se grave plus facilement dans la mémoire? Ce livre est le seul o soit présenté l'état actuel de la chirurgie.

VIOLETTE et **ARCHAMBAULT.** DICTIONNAIRE DES ANALYSES CHIMIQUES, ou R bétique des analyses de tous les corps naturels et artificiels, depuis la fondation de la chi cation du nom des auteurs et des recueils où elles ont été insérées, par MM. Violette e Paris, 1851, 2 vol. in-8, à deux colonnes.

Les chimistes apprécieront l'importance et la commodité d'un Dictionnaire qui renferme les faits constant composés, les formules qui les désignent, et les nombres au moyen desquels ces formules ont été établies.

La série chronologique des analyses présente pour chaque corps une sorte de résumé historique où l'on pou grès de la science. Le naturaliste et le médecin trouveront dans ce livre les compositions des tissus d'anima des produits de l'organisation dans l'état de santé et de maladie. Le géologue y trouvera les analyses des roche dont l'ingénieur, à son tour, peut tirer un parti avantageux pour la connaissance des localités qu'il expl riaux qu'il veut mettre en œuvre. Le fabricant de produits chimiques, le maître de forges, le teinturier, veulent marcher dans la voie du progrès, trouveront dans le *Dictionnaire des analyses chimiques* un gra seignements utiles.

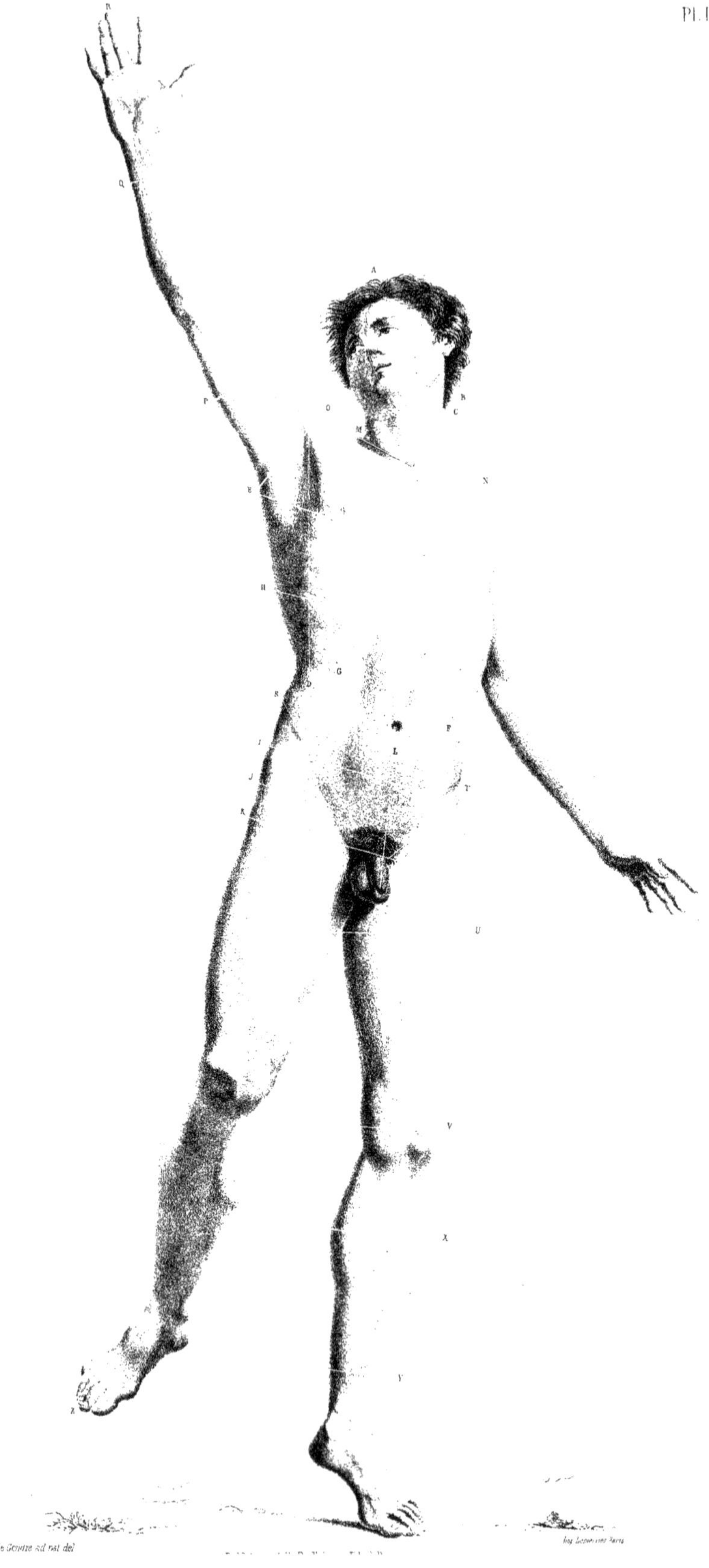

Le Gentre ad nat del

Imp. Lemercier Paris

Pl. II.

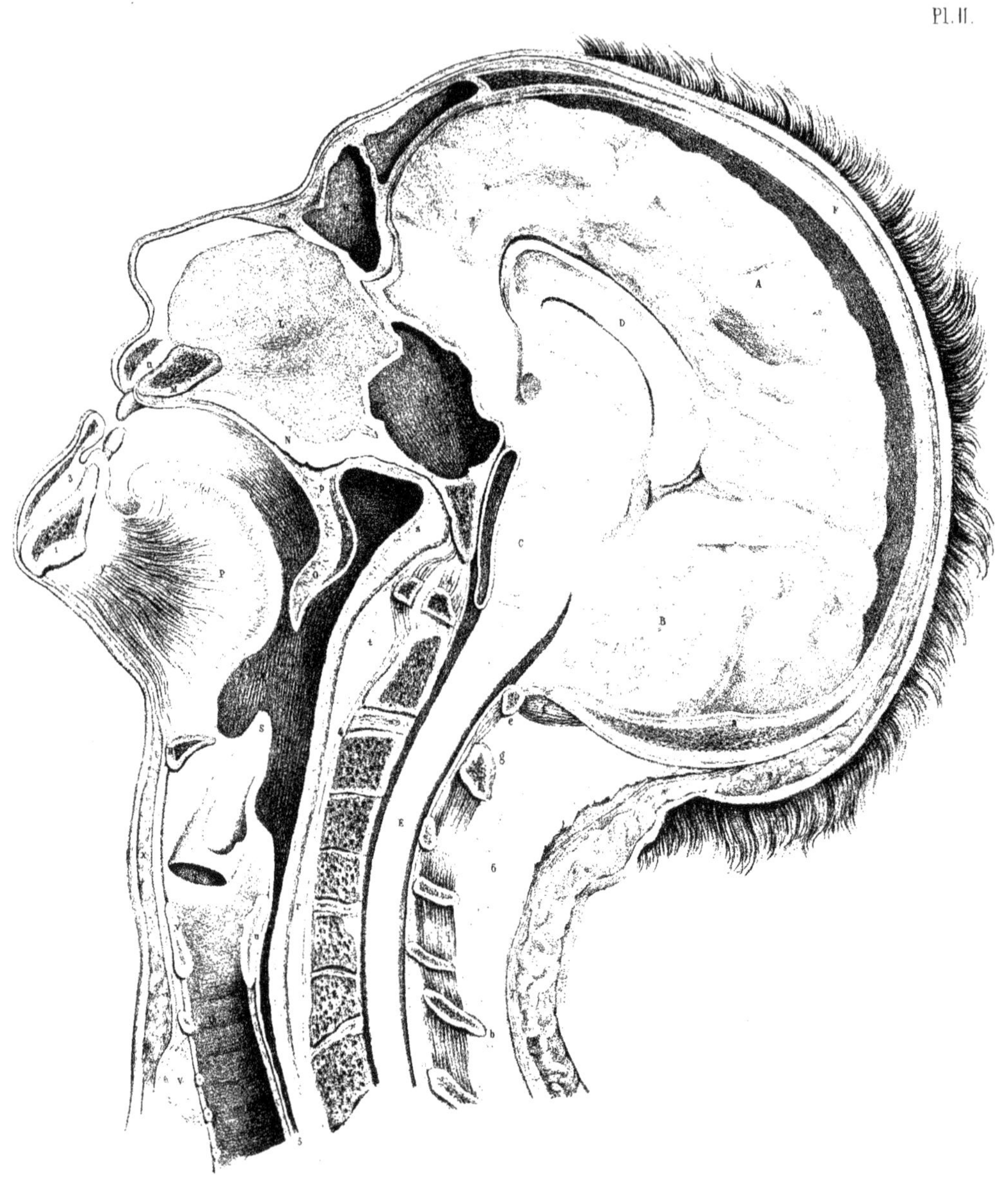

Imp. Lemercier Paris

Publié par J. B. Baillière et Fils à Paris

Fig. 1

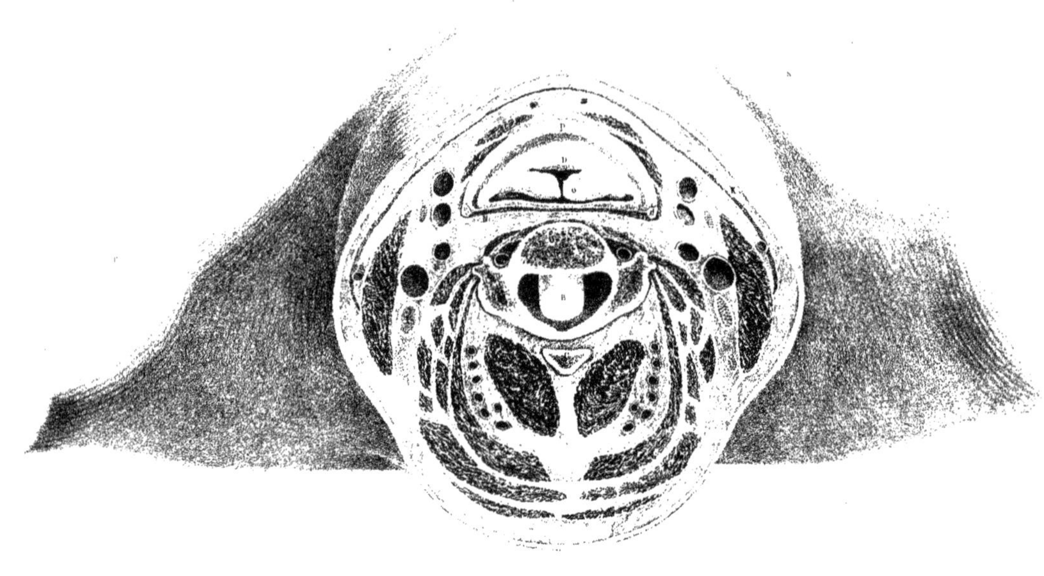

Fig. 2

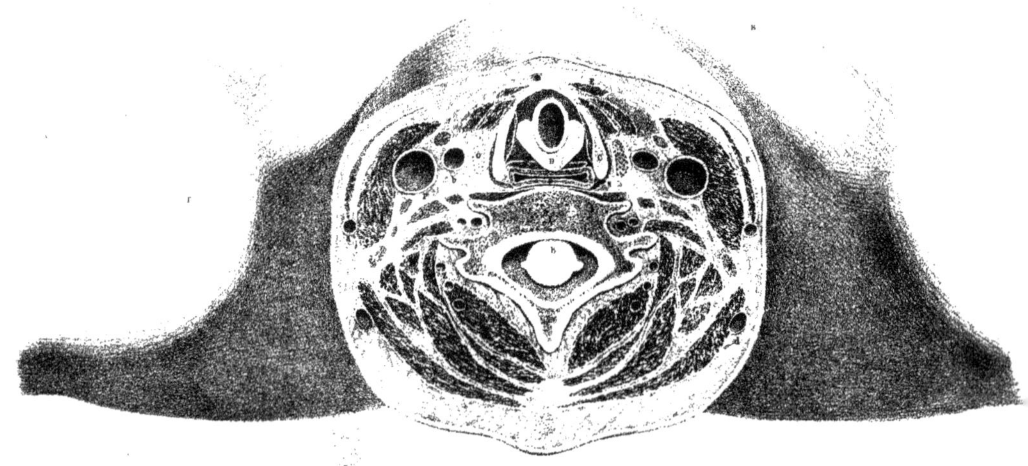

Publié par J.B. Baillière et fils à Paris

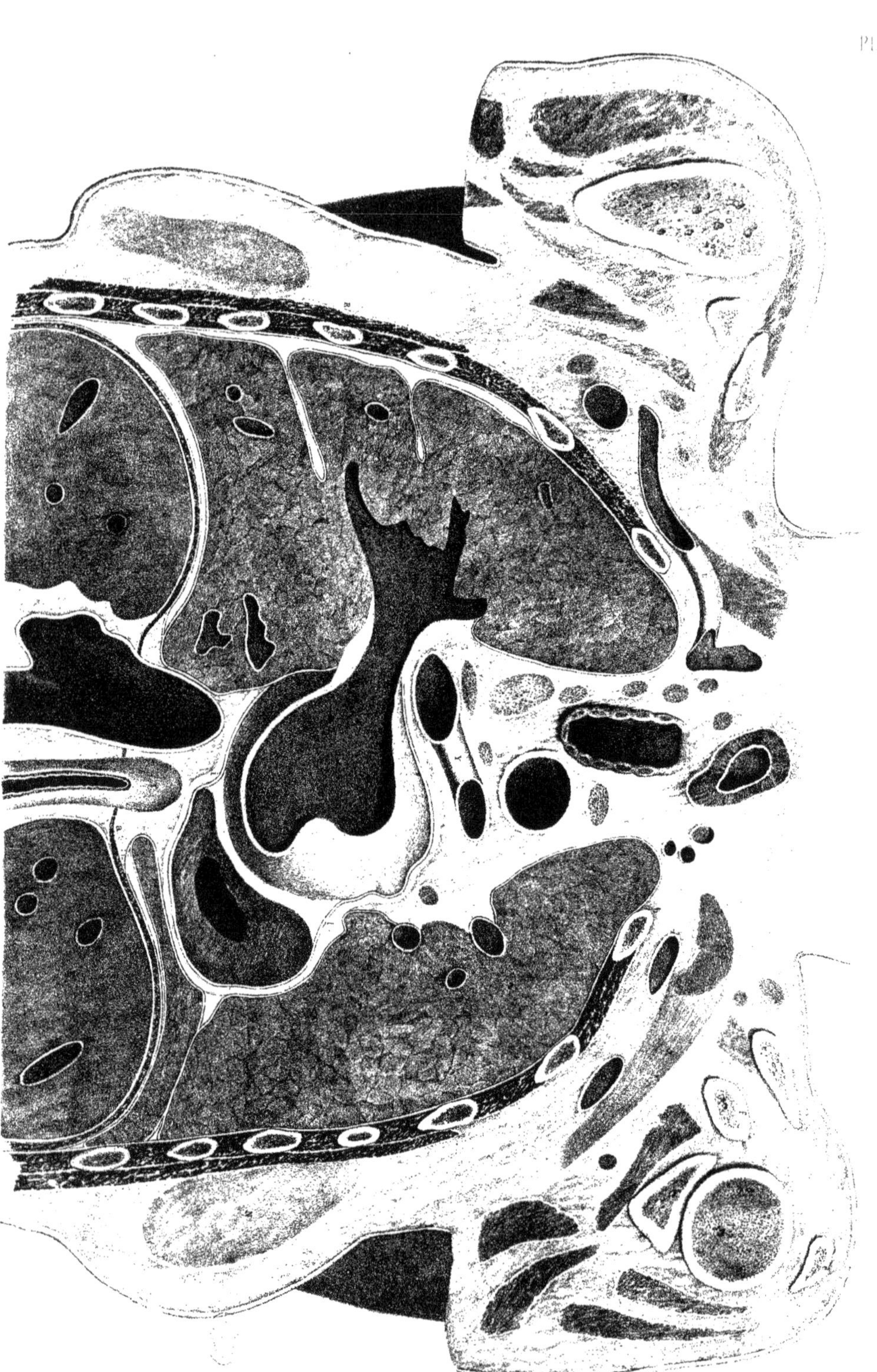

Imp. Lemercier Paris

Publié par J. B. Baillière et Fils à Paris

Pl. V.

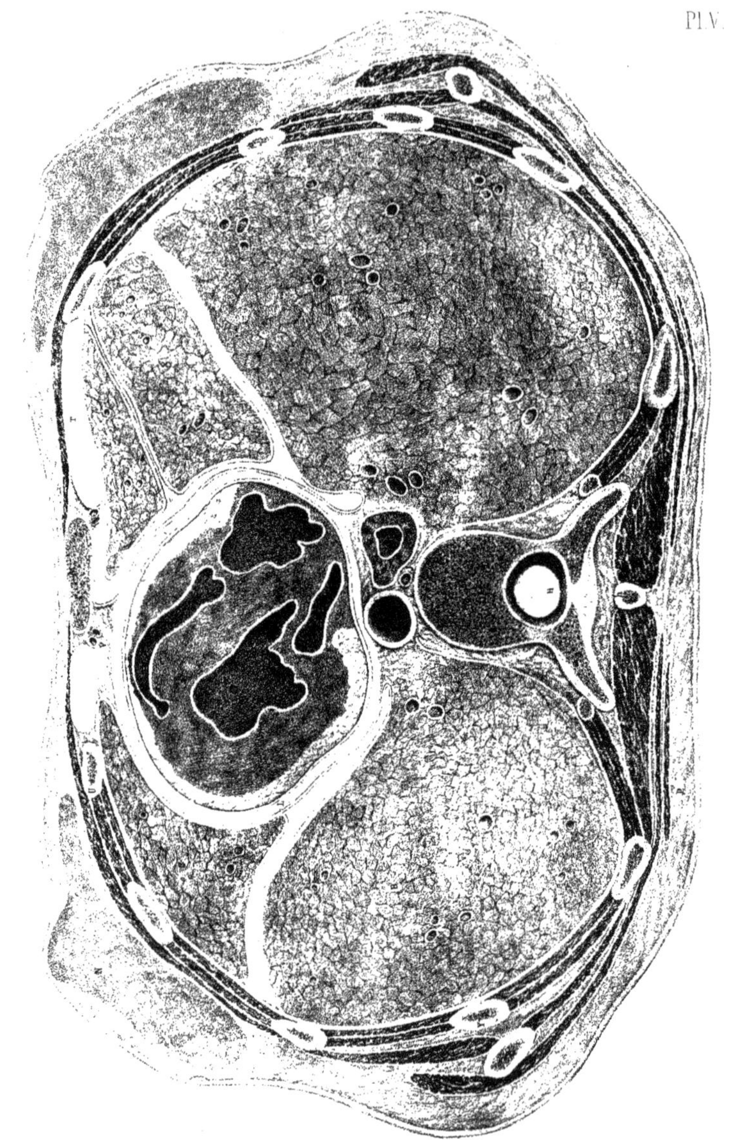

Le Gendre ad nat. del

Imp. Lemercier, Paris

Publié par J.B. Baillière et fils à Paris

Pl. VI

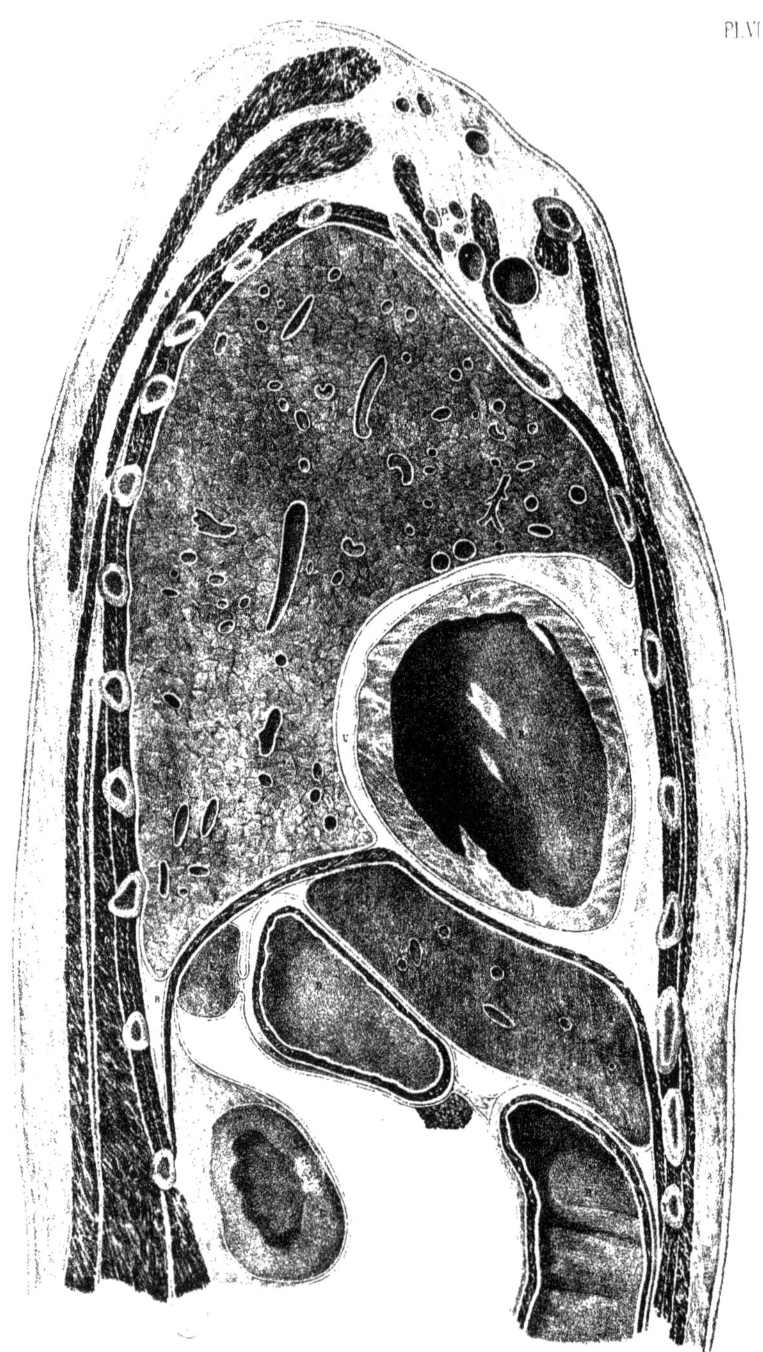

Le Gendre ad nat. del.

Publié par J. B. Baillière et fils à Paris

Pl. VII.

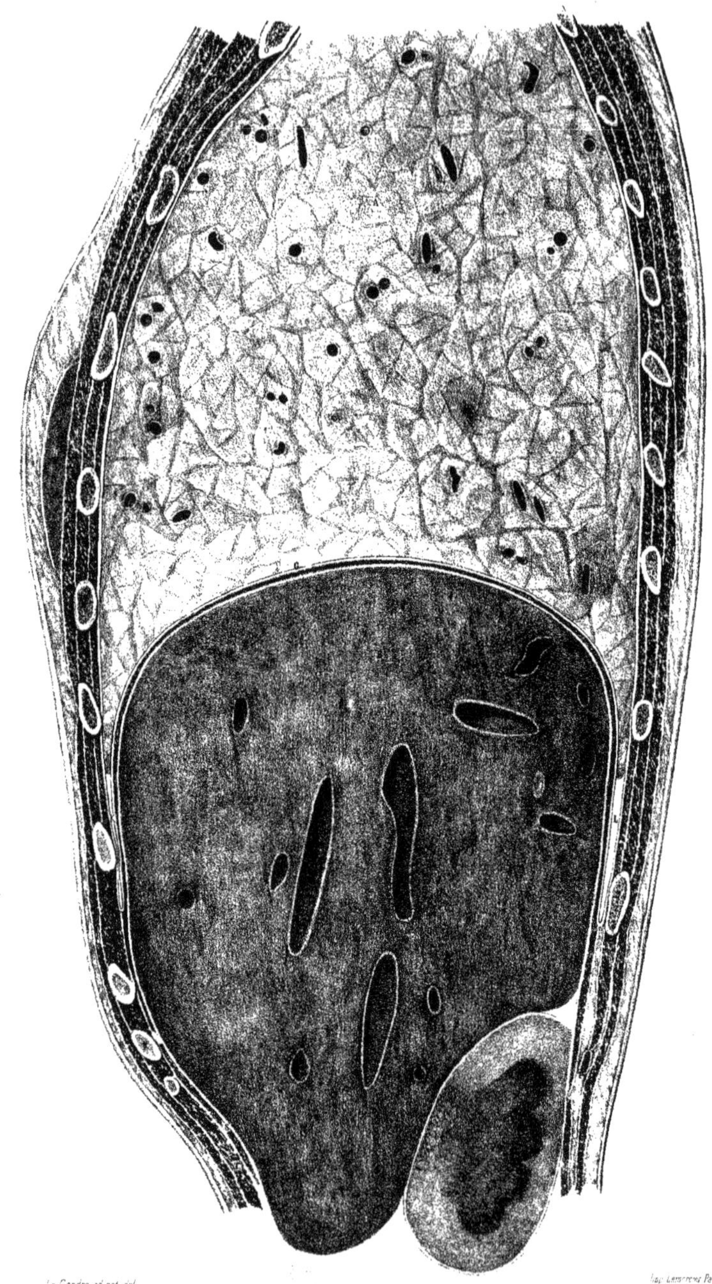

Le Gendre ad nat. del.

Imp. Lemercier, Paris

Publié par J. B. Baillière et Fils à Paris

Pl. VIII

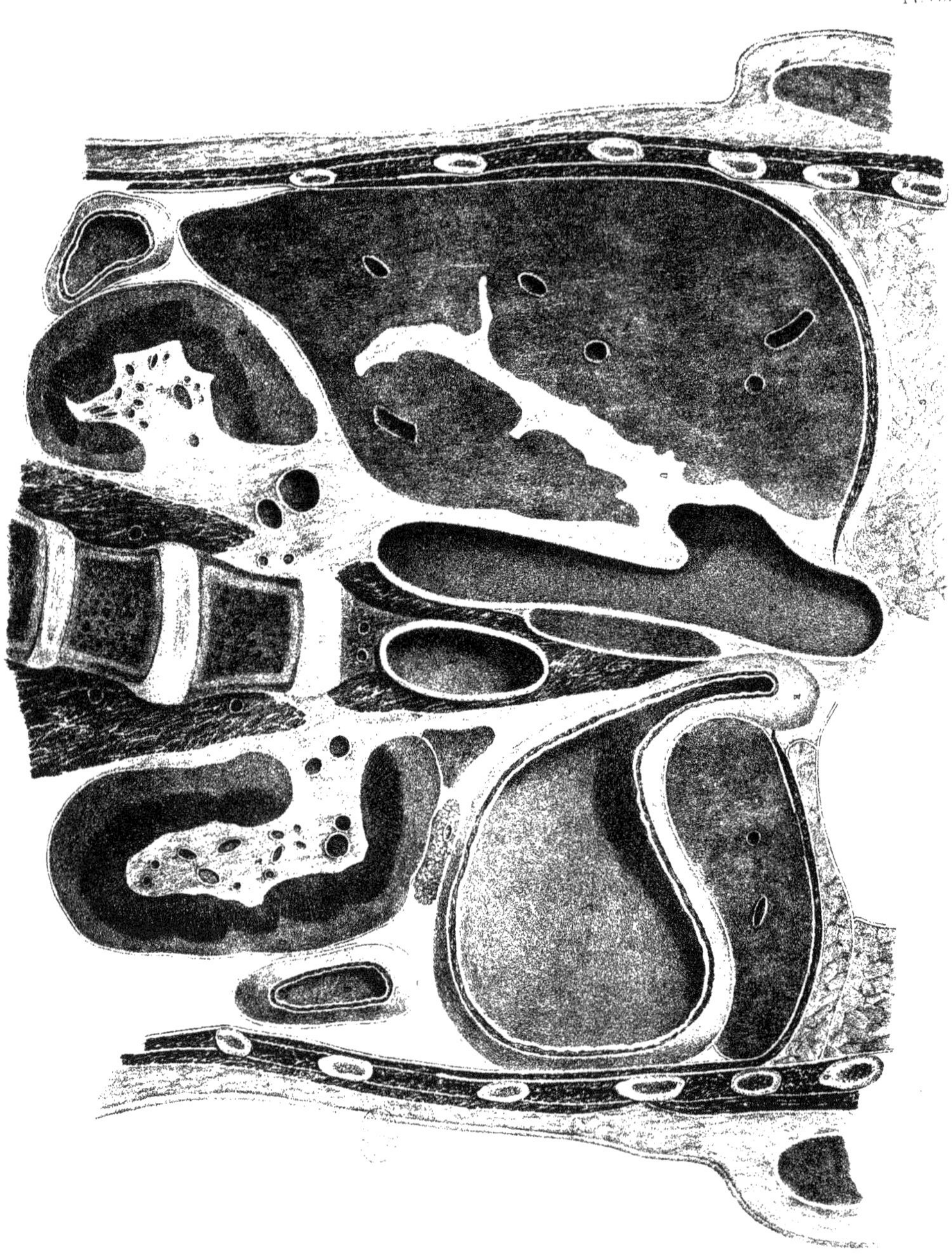

Publié par J. B. Baillière et Fils à Paris

Pl. IX

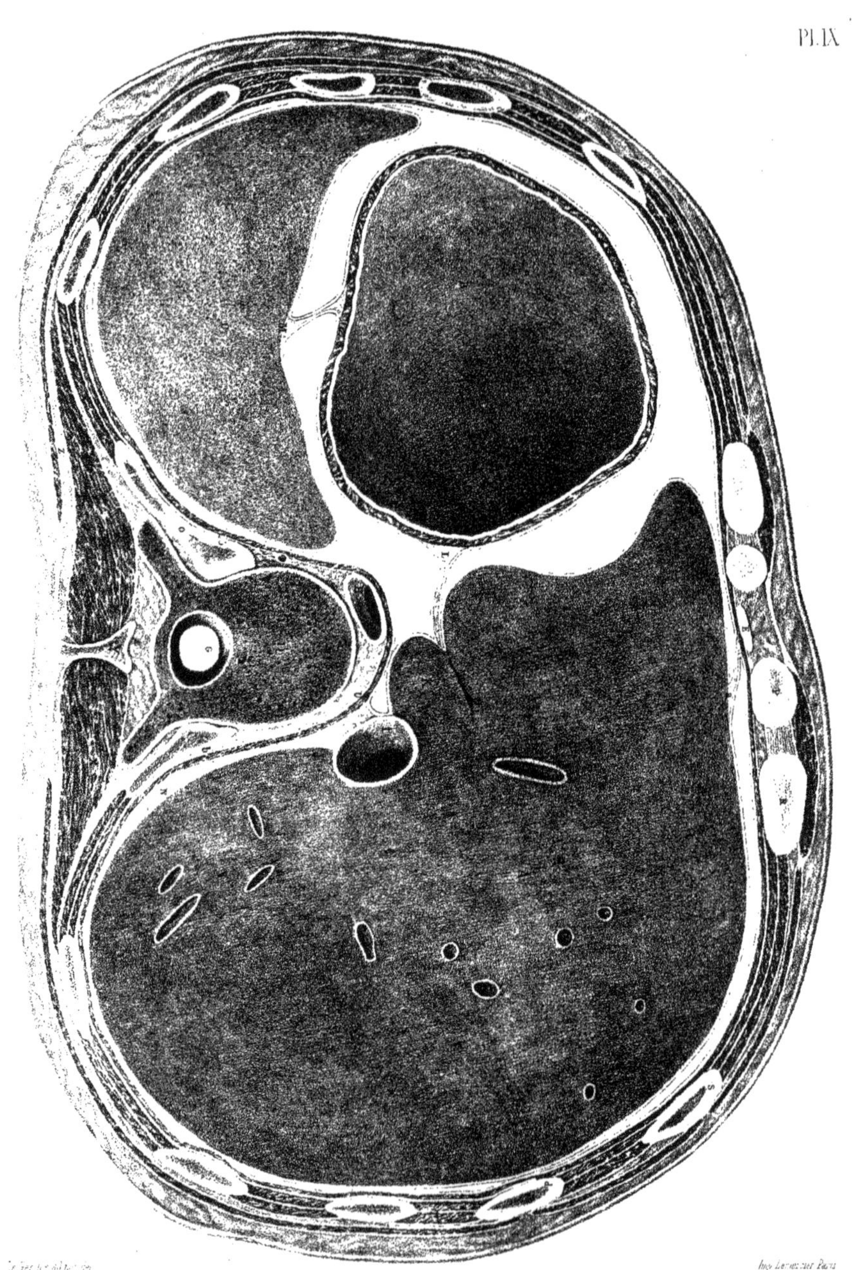

Imp. Lemercier Paris

Publié par J.B. Baillière et Fils à Paris

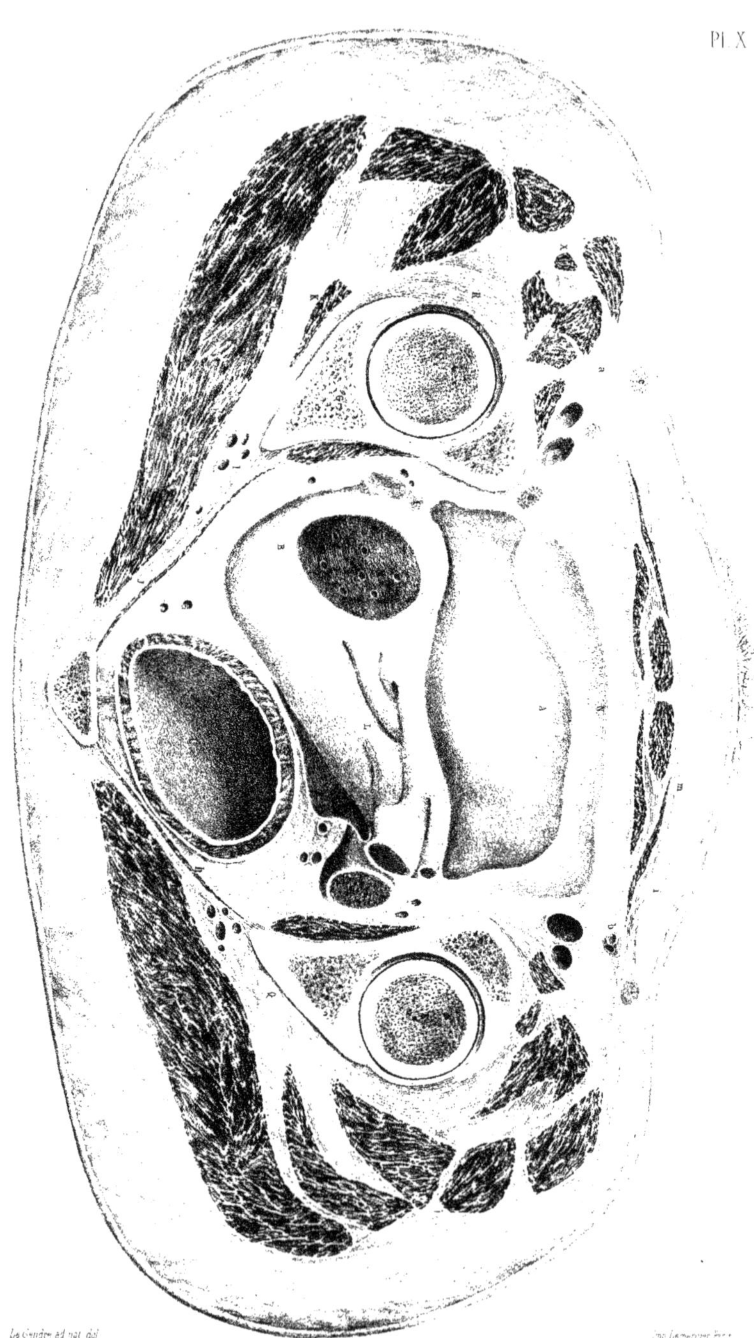

Le Gendre ad nat. del.

Imp. Lemercier Paris

Publié par J. B. Baillière et Fils à Paris

Pl. XI

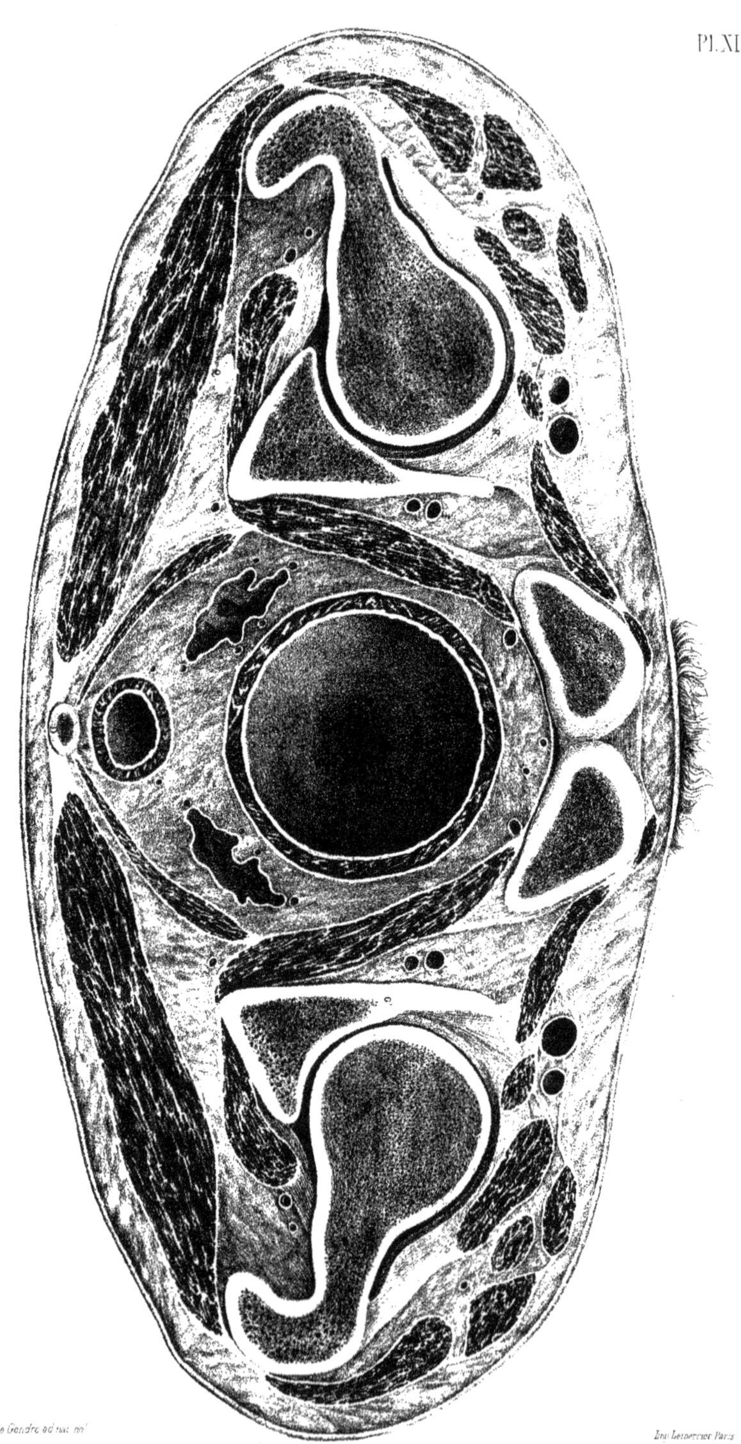

Le Gendre ad nat. del.

Imp. Lemercier Paris

Publié par J. B. Baillière et Fils à Paris

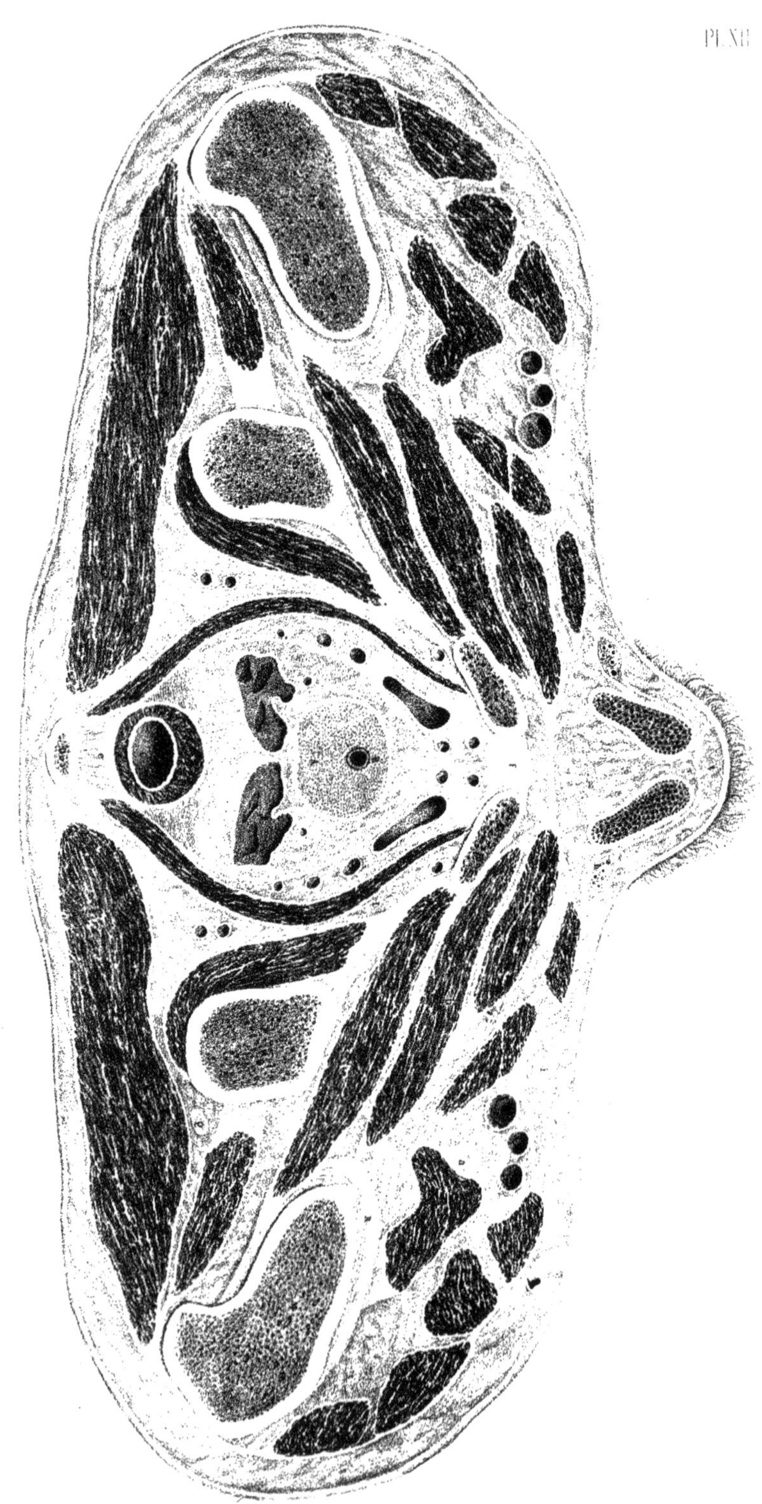

Publié par J. B. Baillière et Fils à Paris

Fig. 1

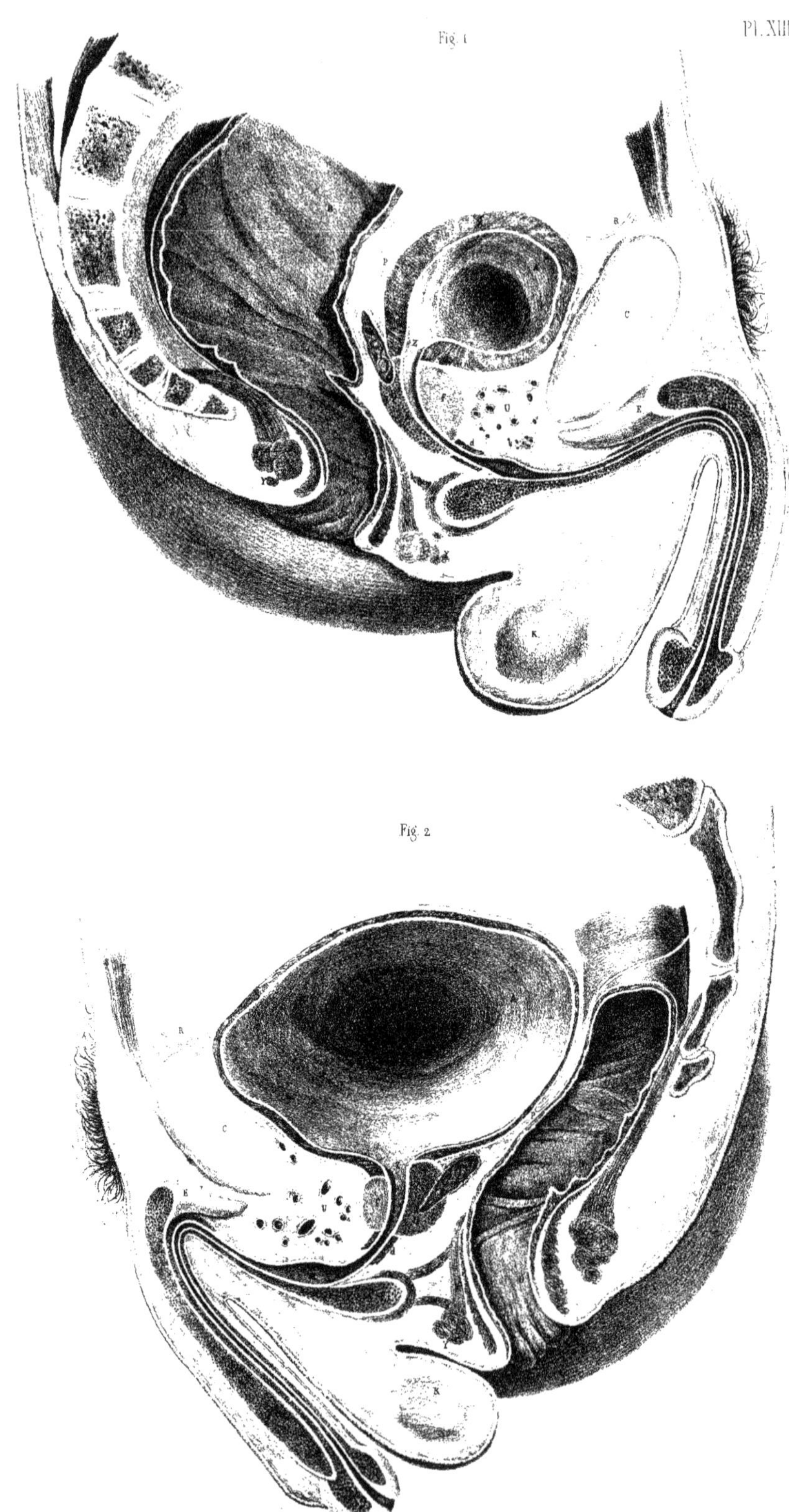

Fig. 2

Lenoir ad nat. del.

Imp. Lemercier, Paris

Publié par J. B. Baillière et Fils à Paris

Pl. XIV

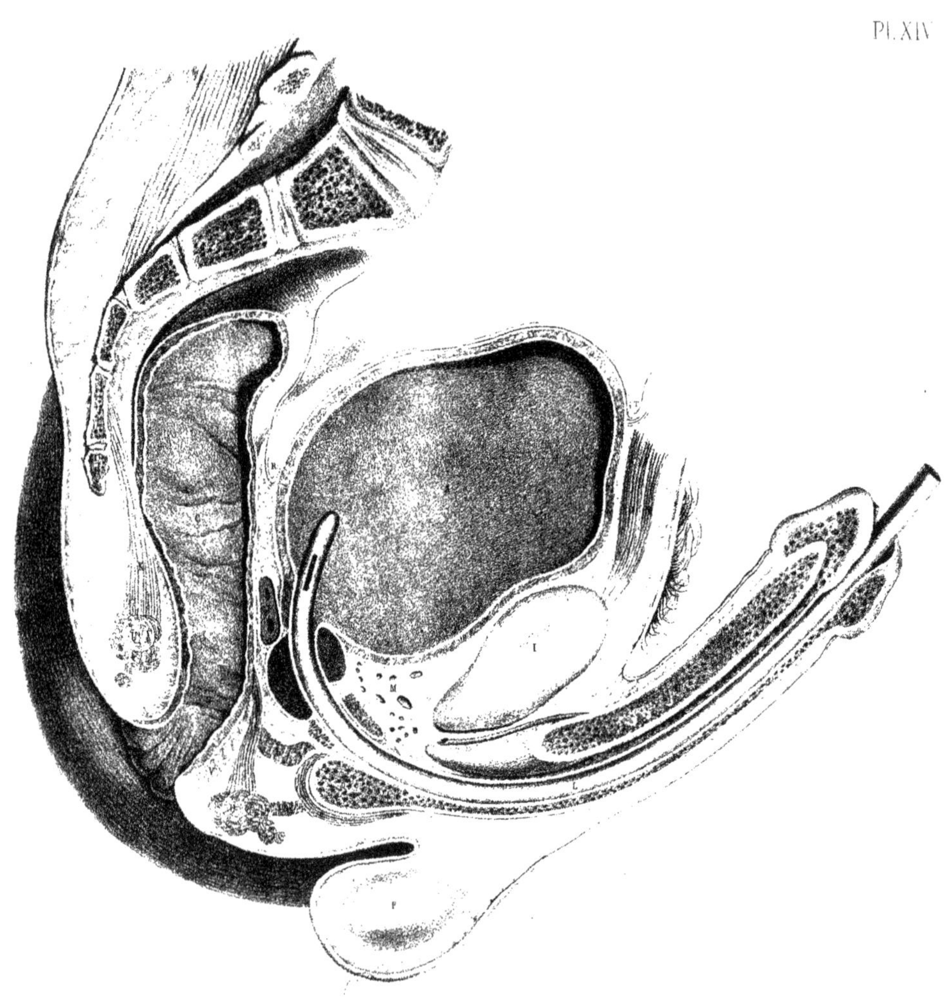

L. Condre ad naturam del.

Publié par J. B. Baillière et Fils à Paris

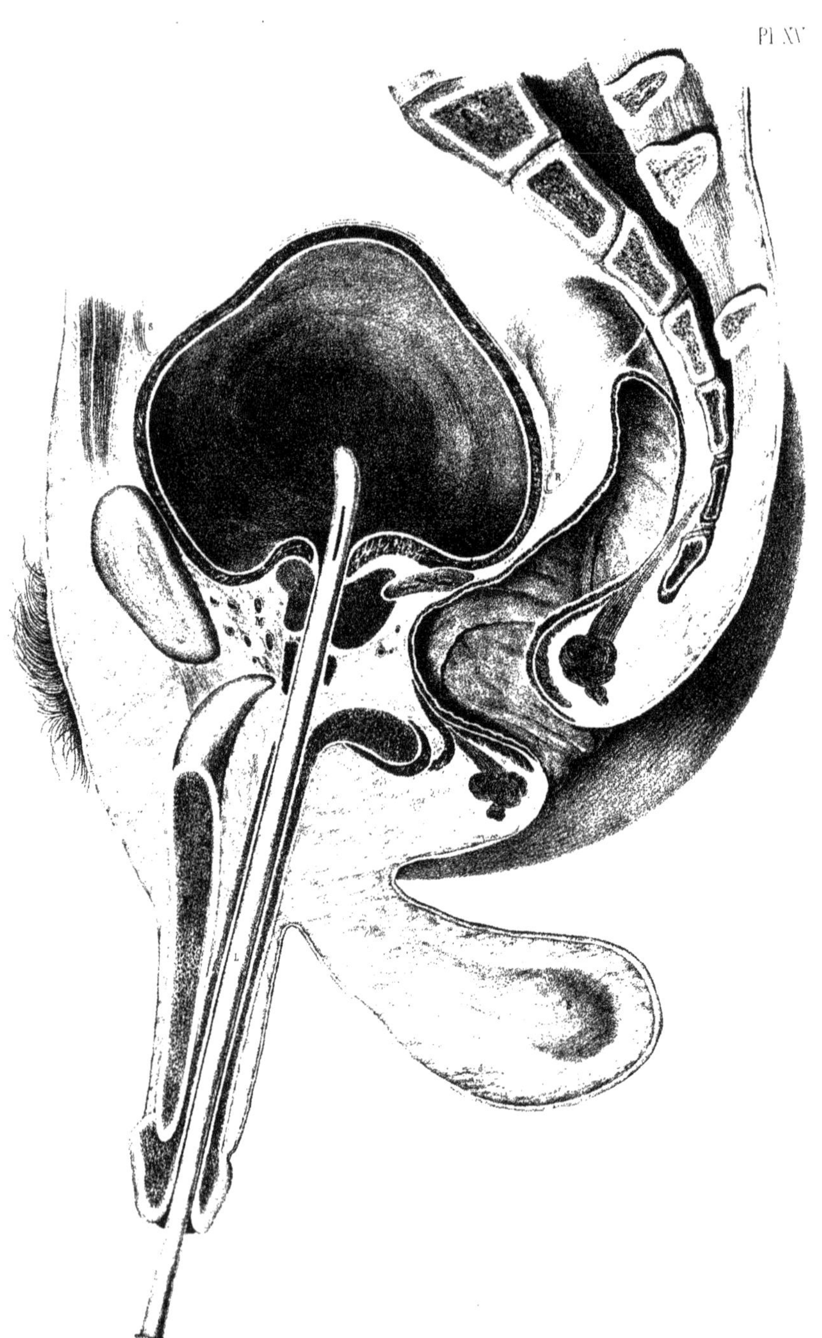

Publié par J.B. Baillière et Fils à Paris

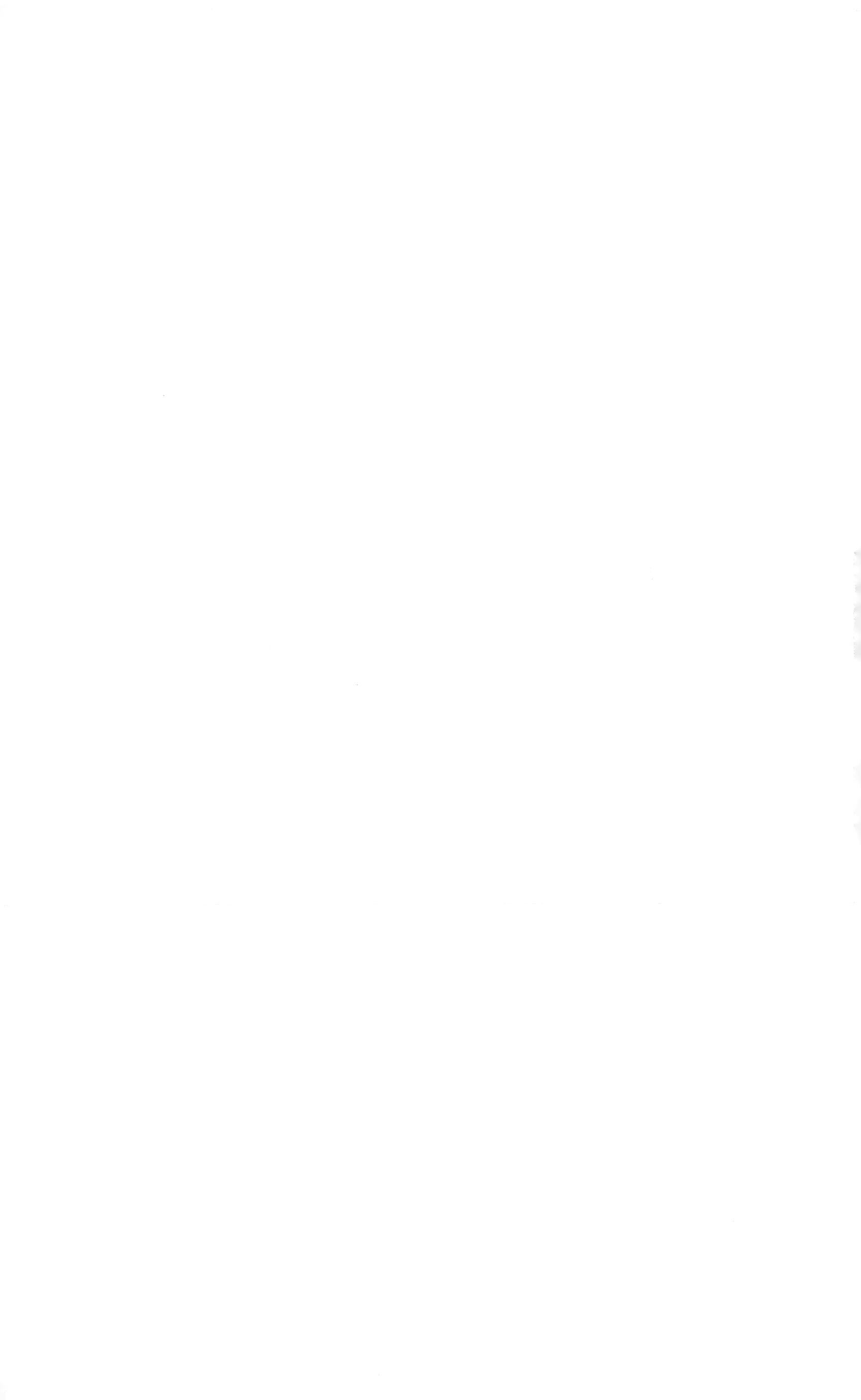

Pl. XVI

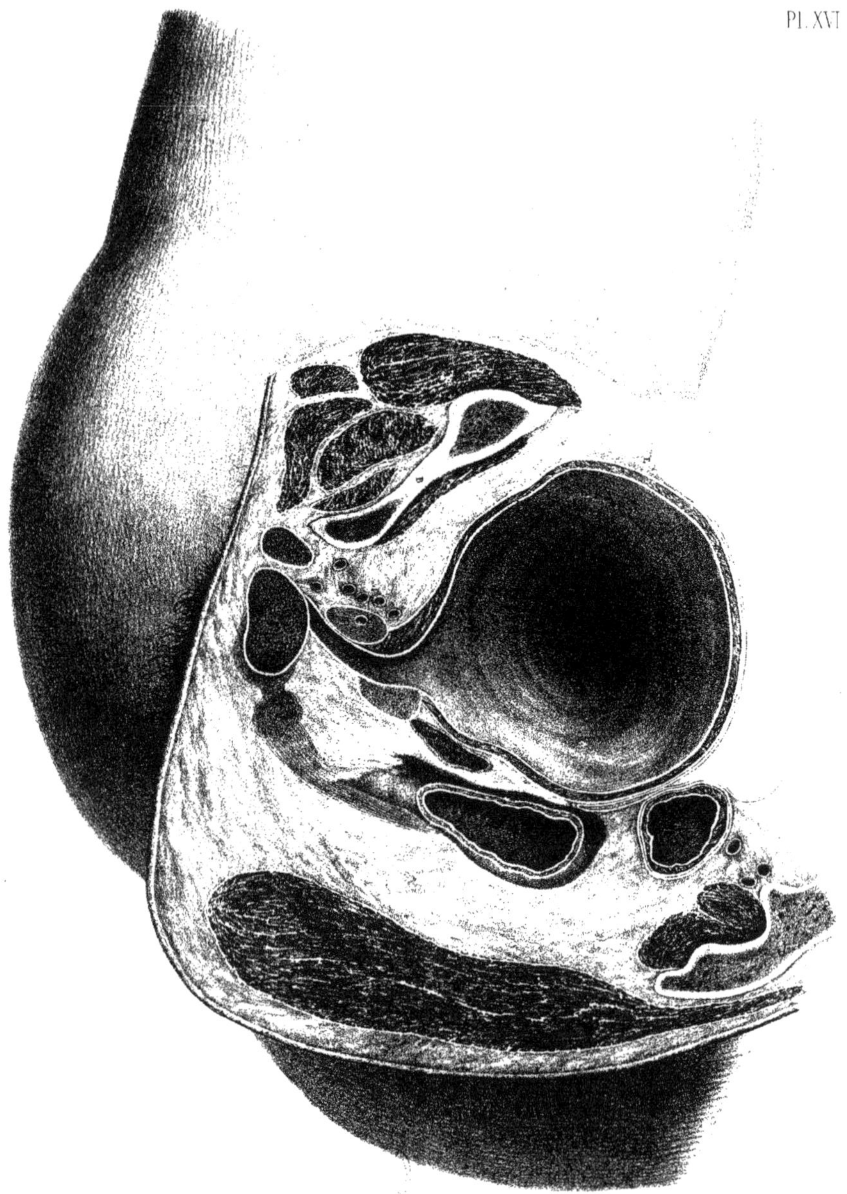

Le Gendre ad nat. del.

Imp. Lemercier, Paris

Publié par J.B. Baillière et Fils à Paris

Pl. XVII.

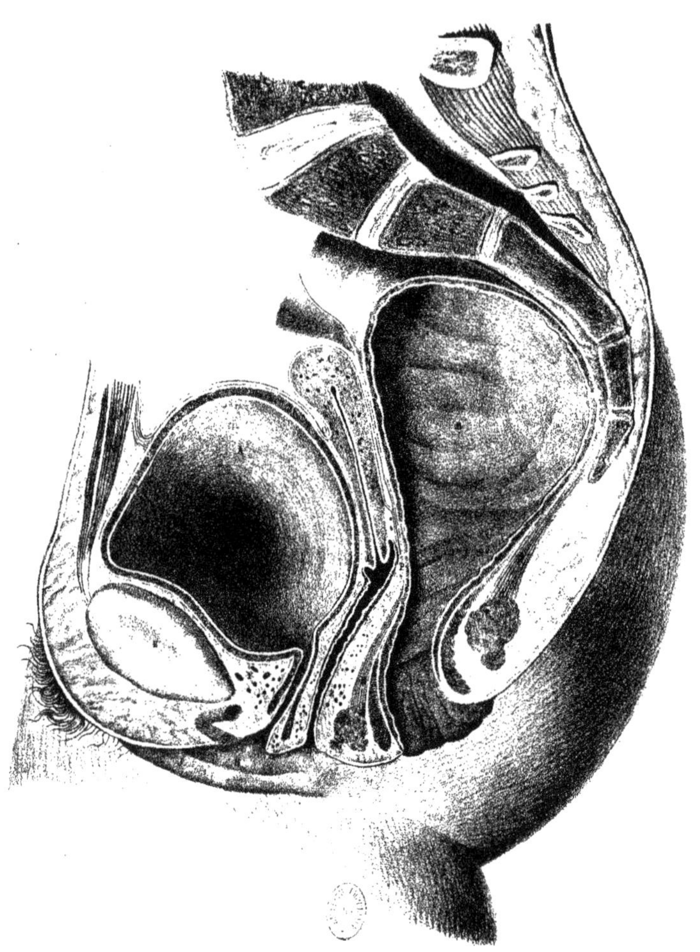

Le Gendre ad nat. del.

Imp. Lemercier, Paris

Publié par J. B. Baillière et Fils à Paris

Pl. XVIII

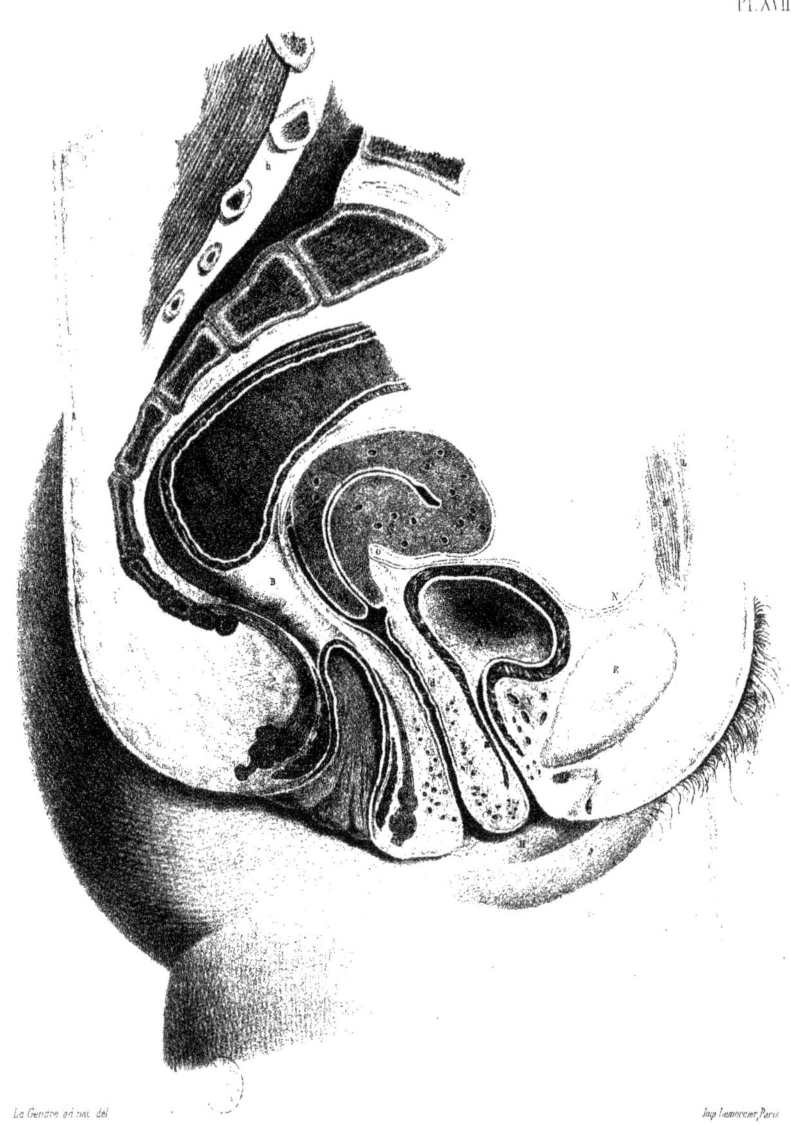

Le Gendre ad nat. del

Imp Lemercier, Paris

Publié par J.B. Baillière et Fils à Paris.

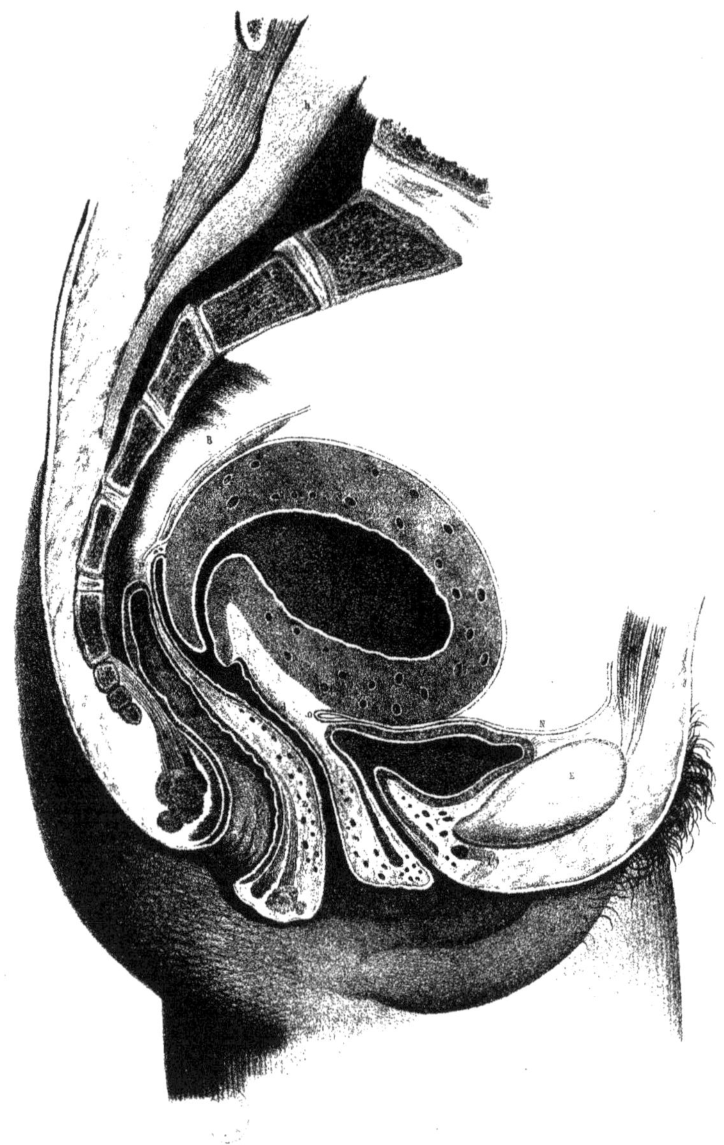

Le Gendre ad nat. del.

Imp. Lemercier Paris

Publié par J. B. Baillière et Fils à Paris

PL.XX

Fig. 1

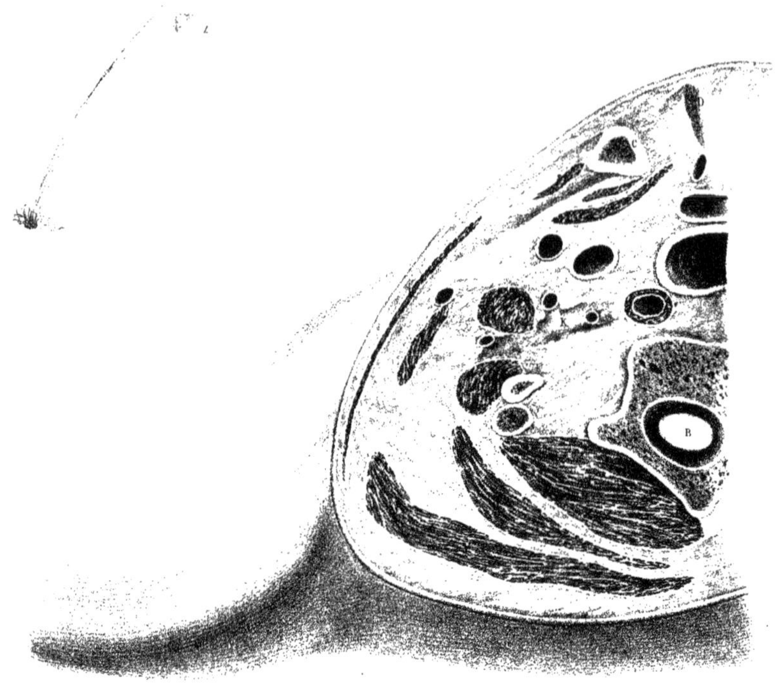

Fig. 2

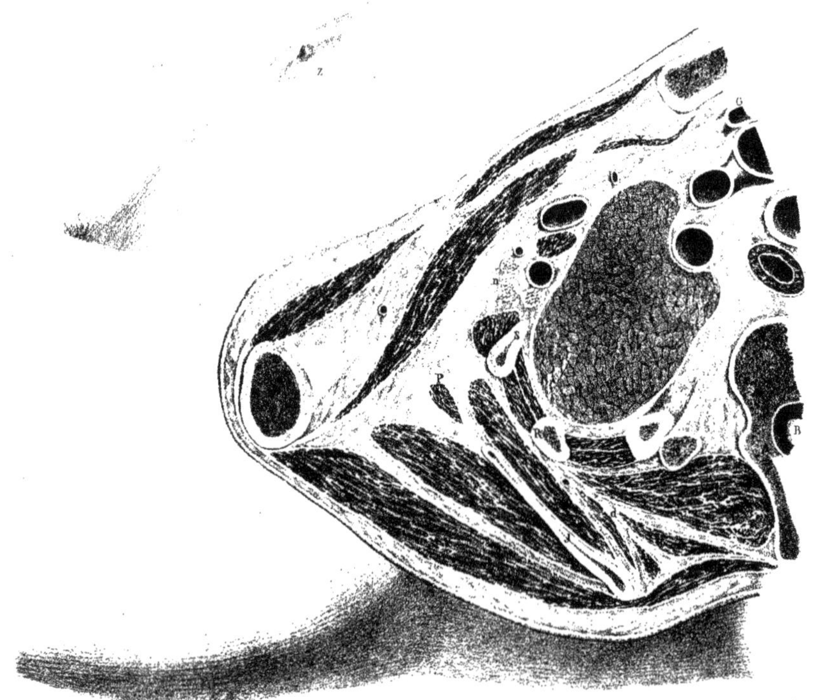

Gerard ad naturam del.

Imp. Lemercier Paris

Publié par J. B. Baillière et Fils à Paris

Pl. XXI

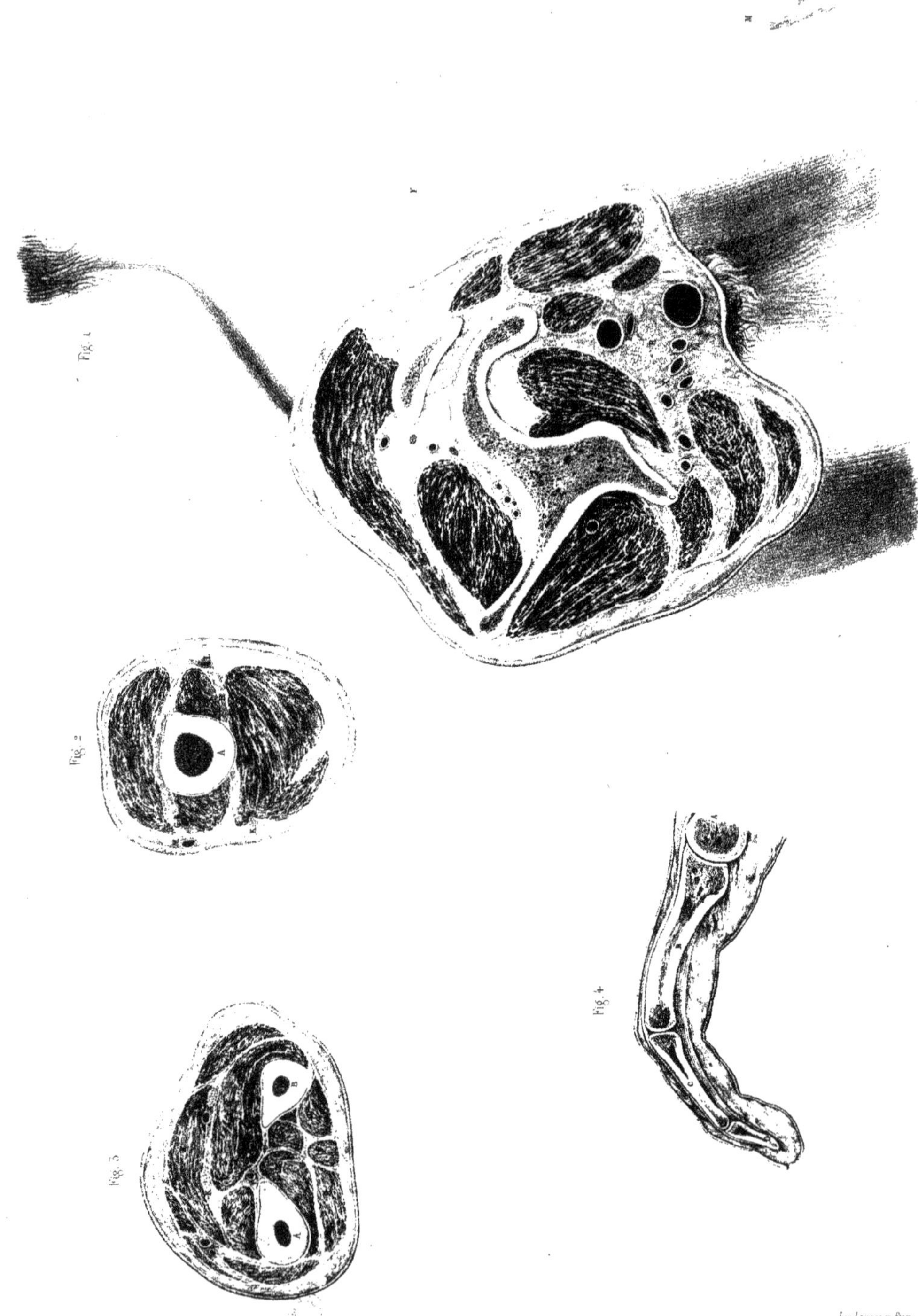

Le Gendre ad nat. del

Imp. Lemercier Paris

Pl. XXII

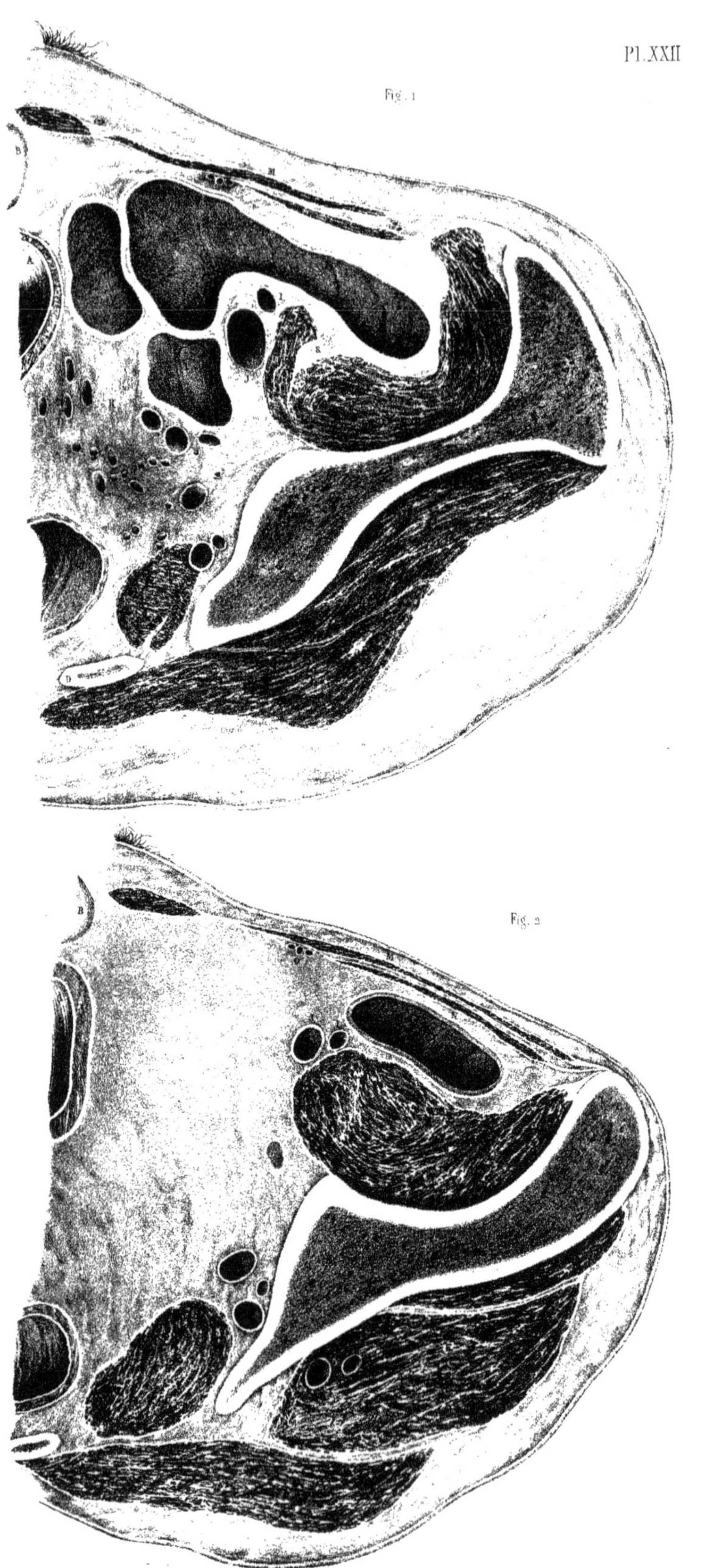

Fig. 1

Fig. 2

Le Gendre ad nat. del.

Imp. Lemercier, Paris

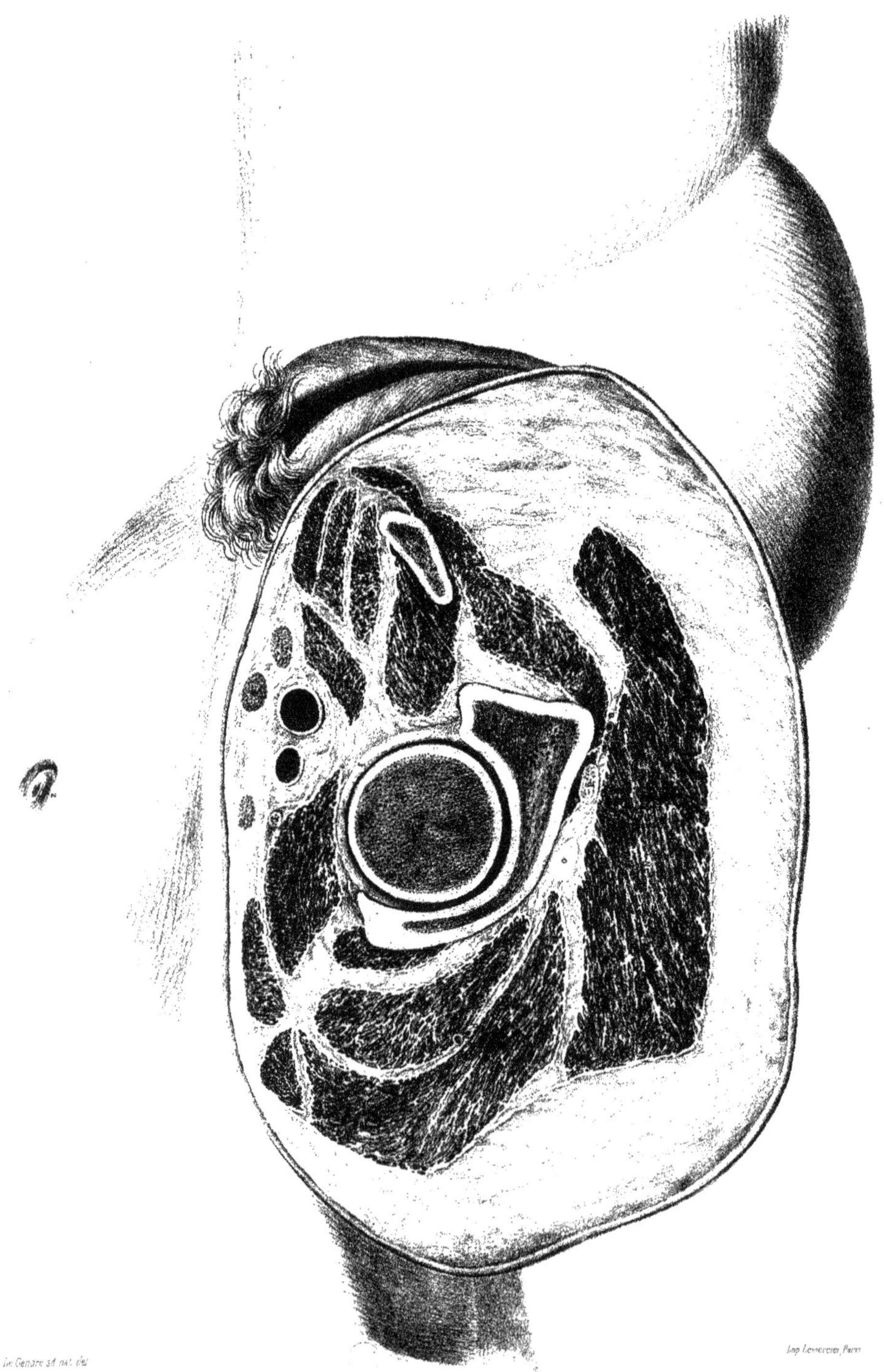

Le Gendre ad nat. del.

Imp. Lemercier, Paris

Publié par J.B. Baillière et Fils à Paris

Pl XXIV

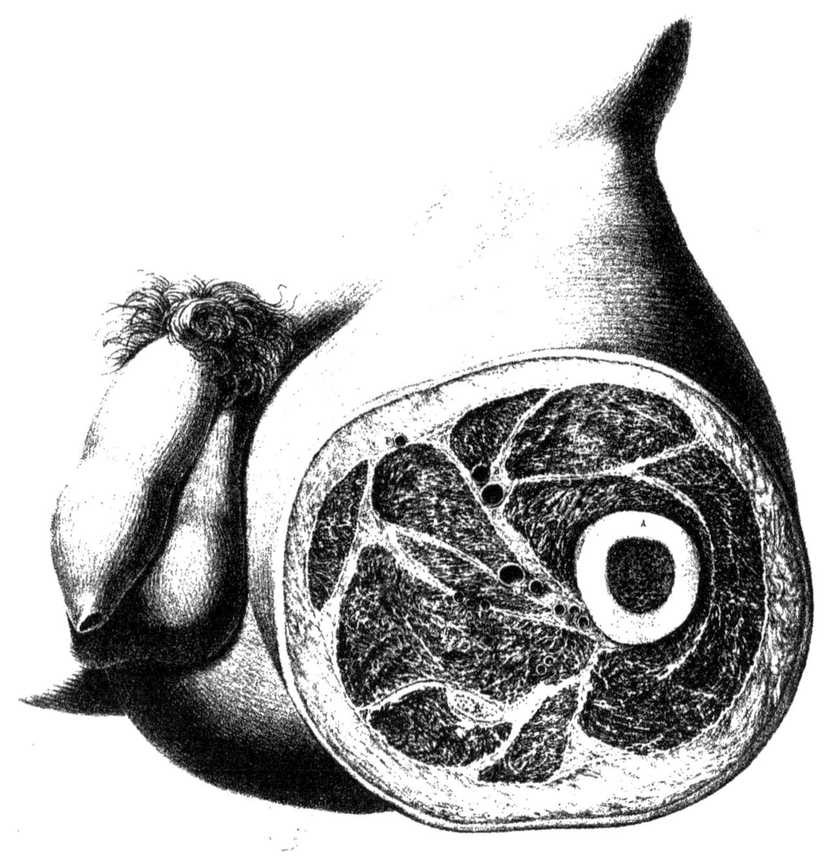

Le Gendre ad nat. del

Imp. Lemercier, Paris.

Publié par J B Baillière et Fils à Paris

Pl. XXV

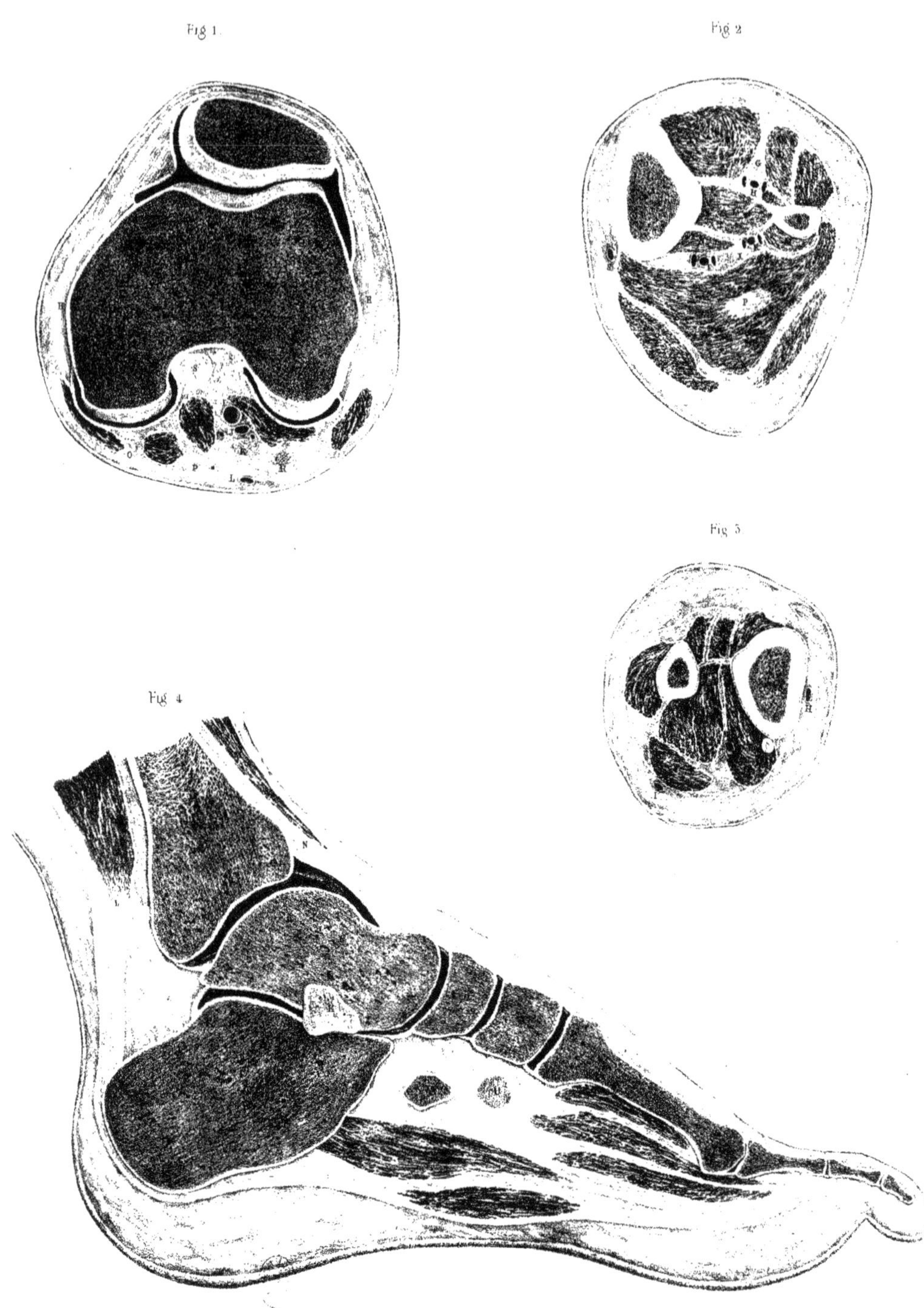

Publié par J.B. Baillière et Fils à Paris

www.ingramcontent.com/pod-product-compliance
Ingram Content Group UK Ltd.
Pitfield, Milton Keynes, MK11 3LW, UK
UKHW021112200726
13857UKWH00003B/1197